U0296158

广东省
布鲁氏菌病防治

广东省疾病预防控制中心◎编著

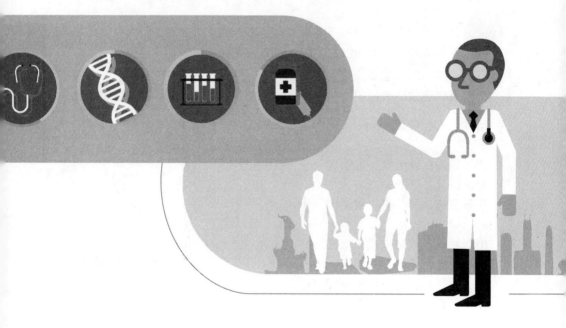

SPM
南方出版传媒
广东人民出版社
·广州·

图书在版编目（CIP）数据

广东省布鲁氏菌病防治／广东省疾病预防控制中心编著. —广州：广东人民出版社，2020.3

ISBN 978-7-218-14139-8

Ⅰ. ①广… Ⅱ. ①广… Ⅲ. ①布鲁氏菌病—防治—广东 Ⅳ. ①R516.7

中国版本图书馆 CIP 数据核字（2020）第 012558 号

GUANGDONGSHENG BULUSHIJUNBING FANGZHI

广东省布鲁氏菌病防治

广东省疾病预防控制中心 编著

出 版 人：肖风华

责任编辑：曾玉寒 廖智聪
封面设计：李桢涛
责任技编：周 杰 周星奎

出版发行：广东人民出版社
地　　址：广州市海珠区新港西路 204 号 2 号楼（邮政编码：510300）
电　　话：（020）85716809（总编室）
传　　真：（020）85716872
网　　址：http://www.gdpph.com
印　　刷：佛山市浩文彩色印刷有限公司
开　　本：787mm×1092mm　1/16
印　　张：18.75　字　数：300 千
版　　次：2020 年 3 月第 1 版
印　　次：2020 年 3 月第 1 次印刷
定　　价：68.00 元

如发现印装质量问题，影响阅读，请与出版社（020-85716808）联系调换。
售书热线：（020）85716826

编辑委员会

前　言

　　1814 年 Burnet 首先描述"地中海弛张热"，1886 年英国军医 Bruce 在马耳他岛从死于"马耳他热"的英国士兵脾脏中分离出"布鲁氏菌"，首次明确了该病的病原体，为纪念 Bruce，学者们将该病命名为"布鲁氏菌病"。布鲁氏菌病是布鲁氏菌侵犯机体后引发的变态反应性的人畜共患传染病，《中华人民共和国传染病法》将其列为乙类传染病管理。

　　目前布鲁氏菌病在全国各省均有流行，且北方省份流行严重，严重影响农牧业生产和人民生活健康。广东省布鲁氏菌病的防治起步较晚，并且是中国仅有的两个猪种布鲁氏菌病流行省区之一。在政府的领导下，经过多年人和动物布鲁氏菌病防治工作者的共同努力，广东省各疫区县（市、区）已通过了稳定控制区的考核，畜间也达到了控制区标准，为总结广东省布鲁氏菌病防治的经验，我们根据多年来防治布鲁氏菌病的体会，结合国内外防治布鲁氏菌病的文献资料编写成《广东省布鲁氏菌病防治》。编写本书目的是积累和总结布鲁氏菌病防治工作经验，普及预防布鲁氏菌病的基本知识；指导专业人员及早诊断病例、发现疫情、减少误诊漏诊、正确治疗、降低病死率；指导及早正确处理疫情，落实以管好传染源、主动监测高危人群为主的综合性防治，预防和控制疫情的发生和蔓延。

　　广东省疾病预防控制中心何剑峰、陈泽池、梁文佳、陈经雕、邓爱萍、郭汝宁、彭志强等编写本书广东省人布鲁氏菌病的防控相关章节，广东省动物疫病预防控制中心卢洪芬、梁杏娴、田云、卢受昇等编写本书动物布鲁氏菌病的防治相关章节，广州市第八人民医院王建编写本书布鲁氏菌病的诊断治疗的相关章节。

希望本书为各级疾病预防控制、医疗、保健的医师，以及各级公共卫生行政管理人员、卫生教育人员、畜牧兽医管理和技术人员在防治实践中提供参考，也可成为群众了解布鲁氏菌病预防与控制知识的普及读物。

由于编者水平有限，经验不足，掌握的资料尚不够齐全，可能存在一些遗漏和错误，敬请读者批评指正。

编者

2019 年 11 月

目 录

第一章　布鲁氏菌病概述

一、国外布鲁氏菌病流行状况

布鲁氏菌病（简称布病）是世界性的人畜共患传染病。全球200多个国家和地区中，其中有170多个国家有布鲁氏菌病疫情报告，其余的国家因受战乱等各原因的影响未公布疫情。动物布鲁氏菌病在全球范围内均有发现，而在那些缺乏有效公共卫生和动物防疫设施的国家更为常见。目前列为高风险地区的包括：地中海盆地（葡萄牙、西班牙、法国南部、意大利、希腊、土耳其、北非）；北美洲的墨西哥，南美洲和中美洲；东欧；亚洲；非洲；加勒比地区；中东地区。在上述地区，布鲁氏菌病主要在当地牛、绵羊、山羊及野生猪中呈地方性流行[1]。

尽管不同国家之间布病的发病率、流行率存有很大的差异，但在20世纪90年代由B型布鲁氏菌引起的牛布鲁氏菌病仍然是全球流行的主要形式，占家畜布病分布的国家和地区的二分之一以上。截至90年代中期，虽然全球已有15个国家和地区（包括挪威、瑞典、芬兰、丹麦、瑞士、捷克、斯洛伐克、罗马尼亚、英国、荷兰、日本、奥地利、塞浦路斯、保加利亚和海峡群岛）先后宣布消除了布鲁氏菌病，但研究表明要消除该病还是一个难题。羊及其制品是感染的主要来源，但牛群中的B型布鲁氏菌感染仍为南欧一些国家（如以色列、科威特、沙特阿拉伯）的重要问题。致使感染如此流行的一个原因是，B型牛种布鲁氏菌疫苗并非十分有效，其次该疫苗也并未在牛群中得到充分验证。因此，牛布鲁氏菌的感染在一些国家仍颇为严重。

20 世纪末开始，人布鲁氏菌病在世界范围内的发病率呈上升态势，每年新发病例数超过 50 万例，已成为重要的国际性公共卫生问题[2]。世界动物卫生组织（OIE）统计的 2003 年 143 个国家和地区世界布病疫情资料中，有 59 个国家和地区报告有人间疫情，共报告 66323 例新发病例[3]。

牛奶加工、气候条件、环境卫生、经济和社会条件等是布鲁氏菌病在感染和传播方面的重要因素，与受感染的家畜接触往往是人感染布鲁氏菌病的传播途径[4]。由 B 型布鲁氏菌引起的羊种布鲁氏菌病是迄今为止临床上人布鲁氏菌病最常见的类型。该病有明显的地区分布，主要集中在地中海地区、美洲南部和中部、非洲、亚洲、阿拉伯半岛、印度次大陆和中东地区[5]。2014 年中东地区的一项研究表明，至今羊布鲁氏菌病和牛布鲁氏菌病仍广泛存在于该地区大多数国家，尤其是羊种布鲁氏菌[6]。欧洲的发病率较为清楚，人畜间发病率较高的国家有土耳其、希腊、西班牙、马耳他、意大利、苏格兰及原苏联的一些国家等[7]。在亚洲一些布鲁氏菌病地方性流行地，人布鲁氏菌病率每年发病率超过 200/100 万，如沙特（214.4）、伊朗（238.6）、土耳其（262.2）、伊拉克（278.4），当然，目前世界上报道的最高发病率在叙利亚（1603.4）[8]。另外，老挝也属于高发区，蒙古人民共和国的人畜布病也比较严重[9]。

值得一提的是，每年人布病发病报告数并不能完全反映每年实际感染人数，真实的发病率大约较官方公布的数字高 10 ~ 25 倍[10~12]。尤其在那些因动物布病控制不当而未能降低动物发病的国家，布病在人群中的流行相当普遍。如：地中海和中东地区的国家，每年人布病发病率 1 ~ 78/10 万不等，在有强制动物控制措施的国家如欧洲南部每年报告病例最多仅 77 例，而在那些动物控制措施缺乏的地区每年发病率超过 550/10 万。随机抽取阿拉伯半岛人群作布病的血清学调查，显示人群暴露率约 20%，其中有 2% 的人群有活动性疾病，职业人群暴露率更高。

参考资料：

［1］ Center for Disease Control. Brucellosis ［M］. Areas at Risk. 2015.

［2］ 邱宇鹤，王锦，何淑云. 人布鲁氏菌病的流行、检测与防治研究进展［J］. 实用检验医师杂志，2015，7（3）：187－188.

［3］ Gwida M, Al Dahouk S, Melzer F, et al. Brucellosis – regionally emerging zoonotic disease? ［J］. Croatian medical journal, 2010, 51（4）：289－295.

［4］ 世界动物卫生组织.（Office International des Epizooties OIE）网站疫情资料.1996—2003 年.18（2）：59.

［5］ Hasanjani Roushan MR, Ebrahimpour S. Human brucellosis：An overview ［J］. Caspian journal of internal medicine, 2015, 6（1）：46－47.

［6］ Musallam, II, Abo－Shehada MN, Hegazy YM, et al. Systematic review of brucellosis in the Middle East：disease frequency in ruminants and humans and risk factors for human infection ［J］. Epidemiology and infection, 2015, 1－15.

［7］ 周艳彬，柳晓琳. 布鲁氏菌病的流行、发病原因及防治进展［J］. 辽宁医学院学报，2010，31（1）：81－85.

［8］ Ebrahimpour S, Youssefi MA, Karimi N, et al. The prevalence of human brucellosis in Mazandaran province, Iran. Afr J Microbiol Res 2012, 6：4090－4094.

［9］ 俞东征. 人兽共患传染病学 ［M］. 北京：科学出版社，2009.1.

［10］ Pappas G, Papadimitriou P, Akritidis N, Chistou L, Tsianos EV. The new global map of human brucellosis. Lancet Infect Dis 2006, 6：91－99.

［11］ World Health Organization. Fact sheet N173. World Health Organization, Geneva, Switzerland 1997.

［12］ Young EJ. An overview of human brucellosis. Clin Infect Dis 1995, 21：283－290.

二、国内布鲁氏菌病流行状况

中国古医书《内经》《金匮要略》《伤寒论》《温病条辨》等，均有类似布病临床体征的描述。20 世纪以来，1905 年 Boone 于重庆报告两例布病病人。1916 年福建也发现了一名马耳他热患者。1925 年在河南发现 4 名印度侨民感染布病，并从患者血中分离出羊种布鲁氏菌。1932 年、1936 年、1949 年，谢少文先后在北京地区报告了 29 例布病病人。1936 年在内蒙古发现 109 头牛中有 21 头流产，从流产牛胎儿中分离出两株牛种布鲁氏菌[1]。

20 世纪 80 年代前是中国布病流行较重时期，人间布病疫情出现两个高峰（1957—1963 年，1969—1971 年），其发病率超过 1/10 万[2]。布病疫区主要集中于五大牧区：内蒙古、新疆、青海、宁夏和西藏。监测资料表明，牧民、兽医、屠宰场和毛皮场的工人、饲养员等职业人群的布病感染率在 10%～20% 之间，其他非职业人群的感染率为 0.5%～4.5%。从人畜中分离到羊种布鲁氏菌占 60%～70%，牛种布鲁氏菌为 20%～25%，猪种布鲁氏菌不足 10%。

20 世纪 80 年代后，人间布病发病率出现了明显下降但局部地区有所波动，发病率降到了 0.08/10 万[2]。流行特征在受侵人群、优势菌种等都发生了变化。牧区的人畜布病疫情有一定波动，半农半牧和农区的省份布病疫情呈明显上升。如山西、陕西、吉林、辽宁、山东等省区的布病感染率及患病率皆与牧区相近，甚至还微微超过牧区[2]。对人间布病疫情监测亦表明，牧民、兽医、屠宰场和毛皮场的工人、饲养员等职业人群感染率几乎都低于 5%（个别职业人群除外），而其他非职业人群如农民、干部、学生等的布病感染率也处于 2.3%～4.7% 之间，也就是说非职业人群的布病感染率相对呈上升趋势。从人畜中分离到布鲁氏菌，羊种菌仅占 30%，牛种菌占 40% 以上，猪种菌占 20%，其余为犬种菌和绵羊附睾种菌。在 20 世纪 80 年代，中国布病发病率排在前十位的省区为：山西、陕西、西藏、河北、广西、山东、内蒙古、黑龙江、吉林、甘肃。

到了 20 世纪 90 年代，布病疫情回升，流行形式主要为小范围、点状、分散的流行形式[2]。1991—1996 年，从人畜中分离到布鲁氏菌 220 株中，羊种菌占 79.1%，牛种菌为 12.2%，猪种菌为 0.45%，犬种菌为 2.27%，未定种型菌为 2.27%。羊种布鲁氏菌又成为流行的优势菌种。1993 年全国布病新发病人数只有 329 例，而到 1996 年全国新发病例已达 3366 例。迄今，全国布病疫情回升的省区已超过 10 个，其中有山西、陕西、辽宁、吉林、内蒙古、黑龙江、河北、山东、西藏、新疆、河南等省区。陕西省 1993 年全省无 1 例新发病人，到 1996年仅绥德县出现了 1000 余例布病患者，其中大部分为新发病人。

表 1 - 1　1950—1995 年中国人间布病的疫情变化一览表

年份	感染率（%）	患病率（%）
1950—1959	10.6	4.3
1960—1969	16.4	7.7
1970—1979	5.3	2.6
1980—1989	0.7	0.04
1992	0.3	0.04
1993	0.3	0.12
1994	0.3	0.3
1995	0.3	0.78

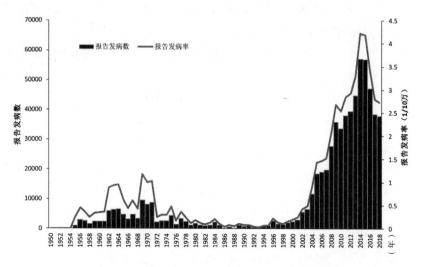

图 1 - 1　1950—2018 年中国人间布病的疫情变化

2000 年后疫情回升趋势更加严重，2001—2005 年发病率波动在 0.23/10 万 ~ 1.5/10 万之间，2006 年以后疫情明显上升，2014—2015 年全国报告病例数达到历史最高水平——近 6 万例。近几年，疫情主要分布在北方如内蒙古、山西、黑龙江、辽宁、河北、陕西、河南、吉林等，其次为新疆、西藏、山东等，其他地区有散在疫情发生。

参考资料:

[1] 姜顺求主编. 布鲁氏菌病防治手册 [M]. 北京：人民卫生出版社，1984. 27.

[2] 尚德秋. 值得注意的布鲁氏菌病疫情发展趋势 [J]. 中国地方病学杂志. 1996，11：339.

[3] 唐浏英，尚德秋，李元凯. 等. 应用分子生物学技术检测布鲁氏菌抗原 I. 聚合酶链反应检测布鲁氏菌抗原的研究 [J]. 中国地方病防治杂志. 1995，10：199.

[4] 尚德秋. 布鲁氏菌病地理流行病学 [J]. 中国地方病防治杂志. 1992，7：354.

[5] 谭见安主编. 中国医学地理研究 [M]. 北京：中国医药科技出版社. 1994. 250.

[6] 尚德秩，李兰玉，程尧章. 等. 中国犬种菌布病调查研究 [J]. 中华流行病学杂志. 1989，10：24.

[7] 李兰玉，尚德秋. 布鲁氏菌属内 S 型与 R 型菌种在小鼠体内干扰的研究 [J]. 中华流行病学杂志. 1992，13：143.

[8] 尚德秋. 中国布鲁氏菌病防治科研 50 年 [J]. 中华流行病学杂志. 2000. 02. 10；21（1）：55 – 57.

[9] 郑列丰，陈泽祥，刘琪，等. 布鲁氏菌病阳性母猪后代感染调查 [J]. 地方病通报. 1993，8：76.

[10] 尚德秋. 布鲁氏菌病研究进展 [J]. 中国地方病防治杂志. 1993，8：161.

[11] 黄志雄，陈英辉，陆家华，等. 广西人间猪种布鲁氏菌病流行类型的模糊数学模型与马尔可夫预测法的研究 [J]. 地方病通报. 1990，5：101.

[12] 舒光亚，张洪善，陈克伟，等. 布病预测的概率模型和计算机模拟 [J]. 中国地方病防治杂志. 1987，2：289.

[13] 林东整，薛革新，严顺受. 布鲁氏菌病与厄尔尼诺现象的关系 [J]. 中国地方病防治杂志. 1991，6：372.

［14］尚德秋，张士义. 布鲁氏菌病监测与特异性实验监测技术［J］. 中国地方病防治杂志. 1995，10：31.

［15］张士义. 布鲁氏菌病全国重点监测点 1990—1995 年监测结果分析［J］. 中国地方病防治杂志. 1997，12：79.

［16］卫生部疾病预防控制局. 布鲁氏菌病防治手册［M］. 北京：人民卫生出版社，2008.09.

三、流行病学三环节及其特征

（一）传染源

目前，国内外公认的布病传染源主要是牛、羊、猪等家畜。不同国家和地区由于流行株不同，各传染源的地位也不同。在中国，传染源最重要的是绵羊、山羊，其次是牛，再次是猪；鹿的布鲁氏菌病不仅引起鹿发病、母鹿流产，而且可导致人间感染发病；另外骆驼、马、骡、犬等也可成为人间布鲁氏菌病的传染源。在广东、广西等省区，主要的传染源是猪。广东省冬季食羊肉的习惯兴起多年，从北方每年贩运大量的活羊到广东，近年随着牛羊肉价格的上涨，以及发展草食动物政策的推动，从北方引进种牛羊以及架子牛的育肥数量激增，导致广东羊种布鲁氏菌病发病增加。

（二）传播途径

人布鲁氏菌可经皮肤黏膜直接或间接接触病畜的污染物而感染；或食入生鲜奶、奶酪通过消化道感染，或通过吸入被污染的气溶胶经呼吸道感染。人感染途径与职业、生活方式和饮食习惯等有关。布鲁氏菌污染的各种物品及食品均可成为传播因子：病畜流产物如胎盘、胎膜、羊水含大量布鲁氏菌；病畜的乳、肉、内脏；皮毛，布鲁氏菌可在皮毛中生存 4 个月，传染期较长；水，病畜分泌物、排泄物污染的水源；病畜排泄物污染的土壤、尘埃。

（三）易感人群

不同性别、年龄、种族等人群发病几乎没差别。布鲁氏菌病一般不会发生人传人的感染。

四、流行病学调查方法

（一）个案调查

对报告病例进行详细的流行病学调查。询问患者的发病情况、临床症状和既往史，尤其了解与家畜（如牛、羊、狗等）及其产品的接触史，饮食生鲜奶史；职业性接触或操作布鲁氏菌史。填写《布病流行病学调查表》（见附录）。在实际工作中，有极少数病3.人不愿意提供接触带菌家畜及其产品的地点或单位（担心受到处罚），应做好解释说服工作。

（二）核实诊断

收集病例相关标本，尽快送检，进一步取得血清学和病原学诊断的证据。

血液标本：采用无菌方式采集发热期病人静脉血 5～10 毫升，接种在肝汤培养基中，或加入枸橼酸钠抗凝后置无菌试管中送检。若作血清学检验，可抽取静脉血 2 毫升，置无菌试管，待其凝固后析出血清送检。

（三）病例搜索

除了对病例进行调查外，应了解病例所在地周围有无类似病人，可到病例的邻居入户调查，也可到当地医疗机构了解有无类似病例。

（四）传染源的调查

结合病例流行病学调查的信息，对可疑的传染源采样进行布鲁氏菌检验，追查来源；也可对可疑的传播因子如水、食物、日常生活用品等进行布鲁氏菌的检验。

（五）干预措施

边调查边采取有针对性的防治措施。

五、布鲁氏菌病的预防控制

（一）布鲁氏菌病的预防与控制措施

布鲁氏菌病是生物源性地方病，生物源性地方病与地球化学所致地方病的防治措施有天壤之别，与常见的呼吸道、虫媒病毒传染病也有所不同。布鲁氏菌病在人与人之间的传播尚无证据证实，人类的布鲁氏菌病的获得性免疫维持时间不定，其最终控制有赖消除家畜中的布鲁氏菌病。因此，预防控制布鲁氏菌病必须从生物源性地方病特点出发，采取政府领导，多部门协调联动，以消除家畜的布鲁氏菌病带动人类布鲁氏菌的预防控制工作，从而达到最终控制布鲁氏菌病。

（二）健康教育与健康促进

在现代社会，健康问题就是社会问题，人类与疾病作斗争，提高健康水平已经不是个人行为所能达到的，而必须是社会性运动和措施，也就是说控制疾病的斗争必须是政府行为。布鲁氏菌是人畜共患疾病，既危害人类健康，又影响畜牧业发展，理所当然应坚持政府领导，有关部门协调联动。因此，布鲁氏菌病的预防与控制也要坚持大卫生观，善于向各级领导宣传布鲁氏菌病是人畜共患的疾病，其危害性是严重的，既影响人类的健康，又影响畜牧业发展。要大力宣传做好布鲁氏菌疾病预防控制工作的重要意义，这是实现社会可持续发展的有力保证。做好开发领导层的工作，这是实现布鲁氏菌病预防控制目标的关键。

其次是向群众做好宣传教育工作，促进行为改变，促进健康。教育群众饲养牲畜要做到人畜分居，要圈养，畜群要远离人群居住村庄；饲养牲畜要提倡人工授精，这是杜绝布鲁氏菌病通过种畜传播的有效举措。不要喝未经巴氏消毒法处理的奶制品；要禁绝现采现卖鲜奶；要及时处理和严格消毒处理家畜流产排出物，发现病畜要及时报告。

布鲁氏菌病的传染源在畜间，只要畜牧部门掌握疫情，控制好传染源，做好家畜的免疫，就能有效控制布鲁氏菌病。医务人员在接诊布鲁氏菌病人后，要依据《中华人民共和国传染病防治法》规定，及时向疾病预防控制机构报告疫情。

（三）对疫畜传染源的管理

在布鲁氏菌病的疫区对家畜可结合实际情况采取免疫预防、隔离治疗病畜、淘汰扑杀疫畜等措施预防控制畜间布鲁氏菌病的流行，这是整个预防控制布鲁氏菌病的关键。对非布鲁氏菌病疫区，要采取加强检疫和免疫牲畜相结合的措施保护健康畜群。

现行的布鲁氏菌疫苗对家畜的保护力是 70%~80%，国内长春生物制品研究所采用布鲁氏菌疫苗气溶胶免疫方法免疫羊群，收到良好效果。应该说，单纯依赖接种布鲁氏菌苗来消灭家畜布鲁氏菌病是不实际的，比较实际可行的方法是检疫隔离（淘汰疫畜）与布鲁氏菌苗接种相结合的综合防治措施。

发现布鲁氏菌病的疫点，经检疫为阴性的牲畜要及时接种布鲁氏菌苗，同时要停止调出或调入各种牲畜。疫点内牲畜要减少流动，避免互相接触，畜产品宜在原地存放或消毒，暂不外运。

不同类型的布鲁氏菌病疫区对家畜的处理措施有所不同：

（1）对羊型布鲁氏菌病疫区，及时发现和果断采取措施消除原发疫点是控制布鲁氏菌病蔓延的基本措施。发现有流产的牲畜、有生殖器官炎症疑似症状，要立即采集标本进行实验室确诊，并且立即采取隔离措施。一经确定为畜群有布鲁氏菌流行，可采取隔离治疗和淘汰疫畜相结合的方法。对健康畜群可采取免疫接种方法。

（2）对牛型布鲁氏菌病疫区，采用检疫隔离与接种疫苗相结合的方法，检出疫畜，要隔离饲养，治疗效果较差的，能淘汰要及时淘汰。健康幼畜可接种菌苗，幼畜接种布鲁氏菌苗，抗体消失快，因而不影响检疫。公牛接种，抗体存在时间长，影响检疫，也有引起睾丸炎或授精率下降的可能。

（3）对猪型布鲁氏菌病疫区，广东、广西两地是中国主要猪型布鲁氏菌病疫区。某些猪型布鲁氏菌的生物型对人有显著致病性，但无对应用的猪布鲁氏菌疫苗，因而在猪布鲁氏菌病疫区，至关重要的是加强牲畜检疫，及时发现和淘汰疫畜，消除疫点。猪布鲁氏菌病主要通过交配传播，因此选择公猪时要经严格检疫，选用健康公猪精液，而且要采用人工授精的方法。

（四）切实加强污染环境的消毒处理

发现流产胎畜及其流产物要及时处理，疫畜及染苗材料的环境要消毒处理，含氯消毒剂是杀灭外环境中污染的布鲁氏菌的首选药物。

（五）切实加强个人防护，有条件的地方应接种布鲁氏菌疫苗

加强个人防护是重要的，人类感染布鲁氏菌病主要是接触，因而屠宰工、牛奶场工人、饲养员、牧工要根据工作性质，加强个人防护，有条件的要接种布鲁氏菌苗。

目前所有布鲁氏菌疫苗具有交叉免疫特性，为采用菌苗接种提供了方便。接种方法有皮上划痕接种。由于目前使用的菌苗保护力有限，持续时间较短，连续使用可产生一定的不良反应，因此不提倡大范围使用，仅在布病暴发时，如生物恐怖袭击时，对严重受到威胁的人群进行预防接种。

（六）布鲁氏菌病的监测和控制

布鲁氏菌病在中国流行历史悠久，分布范围广泛，危害重。新中国成立后，在党和政府的领导下，广泛发动群众，认真贯彻预防为主的方针，切实落实以畜间免疫为主的综合防治控制措施，控制和消除布鲁氏菌病蔓延和流行，已经取得了举世瞩目的成绩。但是，人类与布鲁氏菌病作斗争是长期的、复杂的，绝不应有侥幸和麻痹松懈。中国布鲁氏菌病的疫源广泛存在，特别是改革开放后，社会主义市场经济的确立，尤其人流物流频繁，布鲁氏菌病有再度暴发和流行的可能。其次中国加入世界贸易组织后，国际间交往更为频繁，如何应对入世后的中国疾病预防控制形势，是我们应当积极思索的问题。因此，面对布鲁氏菌病基本控制后，要积极开展布鲁氏菌病的监测，这对于指导及时处理疫情，预防和控制疫情的发生和蔓延，进一步做好预防控制工作十分重要。

国家已于1997年颁布了布鲁氏菌病监测的国家标准。我们在开展布鲁氏菌病监测时，应规范地执行国家标准。

布鲁氏菌病监测点的设置应考虑到地理位置、传染源的种类、流行菌型、疫情轻重、毗邻地区的疫情等诸因素。在加强畜间疫情监测的同时认真抓好人间疫情监测，切实加强疫情管理，发现布病或疑似布病要及时进行个案调查，并且及时给予正规治疗。

第二章　布鲁氏菌病临床学

一、发病机理

本病发病机制较为复杂，细菌、毒素及变态反应均有不同程度地参与疾病的发生和发展过程。

病菌自皮肤或黏膜侵入人体，随淋巴液达淋巴结，被吞噬细胞吞噬。如吞噬细胞未能将菌杀灭，则细菌在胞内生长繁殖，形成局部原发病灶。此阶段有人称为淋巴源性迁徙阶段，相当于潜伏期。细菌在吞噬细胞内大量繁殖导致吞噬细胞破裂，随之大量细菌进入淋巴液和血循环形成菌血症。在血液里细菌又被血流中的吞噬细胞吞噬，并随血流带至全身，在肝、脾、淋巴结、骨髓等处的单核－吞噬细胞系统内繁殖，形成多发性病灶。当病灶内释放出来的细菌，超过了吞噬细胞的吞噬能力时，则在细胞外血流中生长、繁殖，临床呈现明显的败血症。在机体各因素的作用下，有些遭破坏死亡，释放出内毒素及菌体其他成分，造成临床上不仅有菌血症、败血症，而且还有毒血症的表现。内毒素在致病理损伤，临床症状方面目前认为起着重要作用。机体免疫功能正常，通过细胞免疫及体液免疫清除病菌而获痊愈。如果免疫功能不健全，或感染的菌量大、毒力强，则部分细菌逃脱免疫，又可被吞噬细胞吞噬带入各组织器官形成新感染灶，有人称为多发性病灶阶段。经一定时期后，感染灶的细菌生长繁殖再次入血，导致疾病复发。组织病理损伤广泛，临床表现也就多样化。如此反复成为慢性感染。

未经治疗的患者血清抗体最先是 IgM 升高，随后是 IgG 升高，IgA 在其后呈低水平上升，持续约一年后下降。此后每当病情反复加重时，IgG 又可迅速回升。动物实验用牛种布鲁氏菌免疫家兔，提取 IgM、IgG，分别作杀菌试验，证明 IgM、IgG 有较强的杀菌活性。用强毒羊种菌感染豚鼠后，提纯 IgG、IgM 能起保护作用。但也有人认为血清抗体与保护免疫不相关，仅可作为疾病活动的标志。如霍奇金病（Hodgkin's Disease），淋巴瘤的患者布鲁氏菌病发病率高；布鲁氏菌抗原皮试在敏感患者呈典型超敏反应。说明细胞免疫在抗布鲁氏菌感染上起着重要作用。本病的慢性期检测发现有循环免疫复合物增加，还可出现自身抗体，表明慢性期体液免疫也参与了病理损伤。有人报道慢性期 IgG 型循环免疫复合物升高占患者的 53.13%，IgM 型循环免疫复合物升高占患者的 28.13%，故认为一半以上的患者组织损伤可能为循环免疫复合物所致。研究还发现 1/3 的患者下丘脑—垂体—肾上腺系统功能减退，致机体失去了免疫稳定作用，也可能是疾病慢性化的原因之一。

机体的各组织器官，网状内皮系统因细菌、细菌代谢产物及内毒素不断进入血流，反复刺激使敏感性增高，发生变态反应性改变。近期的研究表明，Ⅰ、Ⅱ、Ⅲ、Ⅳ型变态反应在布鲁氏菌病的发病机理中可能都起一定作用。疾病的早期人体的巨噬细胞、T 细胞及体液免疫功能正常，它们联合作用将细菌清除而痊愈。如果不能将细菌彻底消灭，则细菌、细菌代谢产物及内毒素反复在局部或进入血流刺激机体，致使 T 淋巴细胞致敏，当致敏淋巴细胞再次受抗原作用时，释放各种淋巴因子，如淋巴结通透因子、趋化因子、巨噬细胞移动抑制因子、巨噬细胞活性因子等，致以单核细胞浸润为特征的变态反应性炎症，形成肉芽肿、纤维组织增生等慢性病变。

本病病理变化广泛，受损组织不仅为肝、脾、骨髓、淋巴结，而且还累及骨、关节、血管、神经、内分泌及生殖系统。损伤不仅涉及间质细胞，而且还损伤器官的实质细胞，其中以单核－吞噬细胞系统的病变最为显著。病灶的主要病理变化：一是渗出变性及坏死改变。

主要见于肝、脾、淋巴结、心、肾等处，以浆液性炎性渗出为主，夹杂少许坏死细胞。二是增生性改变：淋巴、单核 – 吞噬细胞增生，疾病早期尤著。常呈弥漫性，稍后常伴纤维细胞增殖。三是肉芽肿形成。病灶里可见由上皮样细胞、巨噬细胞及淋巴细胞、浆细胞组成的肉芽肿。肉芽肿进一步发生纤维化，最后造成组织器官硬化。三种病理改变可循急性期向慢性期依次交替发生和发展。如肝脏，急性期内可见浆液性炎症，同时伴实质细胞变性、坏死；随后转变为增殖性炎症，在肝小叶内形成类上皮样肉芽肿，进而纤维组织增生，出现混合型或萎缩型肝硬化。

二、临床表现

本病临床表现复杂多变，症状各异，轻重不一，呈多器官病变或局限某一局部。潜伏期为 1～3 周，平均 2 周。少数患者可长达数月或一年以上。按照《布鲁氏菌病诊疗指南 2012（试行）》，临床分期为急性期和慢性期。

（一）急性期

80% 以上患者慢性起病，常出现前驱症状，颇似重感冒。以发热、全身不适、疲乏无力、食欲下降、头痛肌痛、烦躁或抑郁、多汗、游走性关节痛为主要表现。少数患者可急骤起病，以寒战高热、多汗、游走性关节痛为主要表现。

（1）发热：典型病例呈波浪状，初起体温逐日升高，常伴畏寒、寒战，达高峰后缓慢下降，热程约 2～3 周，间歇数日至 2 周，发热再起，反复数次。但据 729 例热型分析，目前呈典型波状热仅占 15.78%，低热占 42.11%，不规则热占 15.36%，间歇热占 12.76%，其他尚有弛张热、稽留热型等。高热患者意识清晰，部分还可以下床活动，而热退后反感症状恶化，抑郁寡欢，软弱无力。

（2）多汗：为本病的突出症状之一，每于夜间或凌晨退热时大汗淋漓。也有患者发热不高或处于发热间歇期仍多汗。汗味酸臭。盛汗后多数感觉软弱无力，甚至可因大汗而虚脱。

（3）肌肉、关节痛：为全身肌肉和多发性、游走性大关节疼痛。肌肉痛尤其以下肢肌及臀肌为主，重者呈痉挛性痛。70%以上有游走性大关节痛，可与发热并行。疼痛呈锥刺样或钝痛，痛剧者似风湿，辗转呻吟。但关节疼痛程度与病理改变并不平行。病变主要累及大关节，如髋、肩、膝等，单个或多个，非对称性，可有局部红肿，也可表现为滑膜炎、腱鞘炎、关节周围炎；少数表现为化脓性关节炎。

（4）其他：因睾丸炎及附睾炎引起睾丸肿痛是男性患者常见症状之一，多为单侧。个别病例可有鞘膜积液、肾盂肾炎。女性患者可有卵巢炎、子宫内膜炎及乳房肿痛。但人类引起流产者少。坐骨神经、腰神经、肋间神经、三叉神经等均可因神经根受累而疼痛。少数病例可有心、肾和中枢神经系统受累表现。还可出现肝脾肿大、淋巴结肿大及皮疹。

（二）慢性期

多与被不恰当治疗和局部病灶的持续感染有关。由急性期发展而来，也可缺乏急性病史由无症状感染者或轻症者逐渐变为慢性。慢性期症状多不明显，也不典型，呈多样表现。

可具有急性期的表现，也可长期低热或无发热，疲乏无力，头痛，反应迟钝，精神抑郁，神经痛，可有固定或反复发作的关节和肌肉疼痛，少数患者可发生关节强直、变形等骨和关节的器质性损害。还可有脊柱（腰椎为主）受累，表现为疼痛、畸形和功能障碍等。

部分患者自述症状较多，缺乏体征，类似神经官能症；另有部分患者可出现视网膜血栓性静脉炎、视神经炎、乳突炎及听神经损伤等。久病后可出现体力衰竭、营养不良、贫血等。

经过系统治疗后仍有约10%的患者可能出现复发，常在初次治疗后3个月以内发生，亦可在多年后发生。可能是细菌为细胞内寄生，不易为抗生素杀灭，或者与疗程不够有关。

三、实验室检查

（一）一般实验室检查

（1）血象：白细胞计数多正常或偏低，淋巴细胞相对增多，有时可出现异常淋巴细胞，少数病例红细胞、血小板减少。

（2）血沉：急性期可出现血沉加快，慢性期多正常。

（二）免疫学检查

（1）平板凝集试验：虎红平板凝集试验（RBPT）或平板凝集试验（PAT）结果为阳性，用于初筛。

（2）试管凝集试验（SAT）：滴度为 1∶100 ＋＋ 及以上或病程一年以上滴度 1∶50 ＋＋ 及以上；或半年内有布鲁氏菌疫苗接种史，滴度达 1∶100 ＋＋ 及以上者。

（3）补体结合试验（CFT）：滴度 1∶10 ＋＋ 及以上。

（4）布病抗 – 人免疫球蛋白试验（Coomb's）：滴度 1∶400 ＋＋ 及以上。

（三）病原学检查

血液、骨髓、关节液、脑脊液、尿液、淋巴组织等培养分离到布鲁氏菌。急性期血液、骨髓、关节液阳性率较高，慢性期阳性率较低。近年来开展的 PCR（聚合酶链反应）检测布鲁氏菌 DNA，速度快，与临床符合率高，但尚未能推广应用。

四、诊断及鉴别诊断

（一）诊断

应结合流行病学史、临床表现和实验室检查进行诊断。

1. 疑似病例

符合下列标准者为疑似病例：

（1）流行病学史：发病前与家畜或畜产品、布鲁氏菌培养物等有密切接触史，或生活在布病流行区的居民等。

（2）临床表现：发热，乏力，多汗，肌肉和关节疼痛，或伴有肝、脾、淋巴结和睾丸肿大等表现。

2. 临床诊断病例

疑似病例免疫学检查第 1 项（初筛试验）阳性者。

3. 确诊病例

疑似或临床诊断病例出现免疫学检查第 2、3、4 项中的一项及以上阳性和（或）分离到布鲁氏菌者。

4. 隐性感染病例

有流行病学史，符合确诊病例免疫学和病原学检查标准，但无临床表现。

（二）鉴别诊断

1. 伤寒、副伤寒

伤寒、副伤寒患者以持续高热、表情淡漠、相对脉缓、皮肤玫瑰疹、肝脾肿大为主要表现，而无肌肉、关节疼痛及多汗等布病表现。实验室检查血清肥达反应阳性，伤寒杆菌培养阳性，布病特异性检查阴性。

2. 风湿热

布病与风湿热均可出现发热及游走性关节痛，但风湿热可见风湿性结节及红斑，多合并心脏损害，而肝脾肿大、睾丸炎及神经系统损害极为少见。实验室检查抗链球菌溶血素 "O" 为阳性，布病特异性检查阴性。

3. 风湿性关节炎

慢性布病和风湿性关节炎均是关节疼痛严重，反复发作，阴天加剧。风湿性关节炎多有风湿热的病史，病变多见于大关节，关节腔积液少见，一般不发生关节畸形，常合并心脏损害，血清抗链球菌溶血素 "O" 滴度增高，实验室检查布病特异性检查阴性有助于鉴别。

4. 其他

布病急性期还应与结核病、败血症等鉴别，慢性期还应与其他关节损害疾病及神经官能症等鉴别。

五、治疗

（一）一般治疗

注意休息，补充营养，高热量、多维生素、易消化饮食，维持水及电解质平衡。高热者可用物理方法降温，持续不退者可用退热剂等对症治疗。

（二）抗菌治疗

治疗原则为早期、联合、足量、足疗程用药，必要时延长疗程，以防止复发及慢性化。常用四环素类、利福霉素类药物，亦可使用喹诺酮类、磺胺类、氨基糖苷类及三代头孢类药物（用法用量见表 2 - 1）。治疗过程中注意监测血常规、肝肾功能等。

1. 急性期治疗

（1）一线药物：多西环素合用利福平或链霉素。

（2）二线药物：不能使用一线药物或效果不佳的病例可酌情选用

多西环素合用复方新诺明或妥布霉素；利福平合用氟喹诺酮类。

（3）难治性病例可加用氟喹诺酮类或三代头孢菌素类。

（4）隐性感染病例是否需要治疗目前尚无循证医学证据，建议给予治疗。

2. 慢性期治疗

抗菌治疗：慢性期急性发作病例治疗多采用四环素类、利福霉素类药物，用法同急性期，部分病例需要 2~3 个疗程的治疗。

3. 并发症治疗

（1）合并睾丸炎病例抗菌治疗同上，可短期加用小剂量糖皮质激素。

（2）合并脑膜炎病例在上述抗菌治疗基础上加用三代头孢类药物，并给予脱水等对症治疗。

（3）合并心内膜炎、血管炎、脊椎炎、其他器官或组织脓肿病例，在上述抗菌药物应用的同时加用三代头孢菌素类药物；必要时给予外科治疗。

4. 特殊人群治疗

（1）儿童：可使用利福平联合复方新诺明治疗。8 岁以上儿童治疗药物选择同成年人。

（2）孕妇：可使用利福平联合复方新诺明治疗。妊娠 12 周内选用三代头孢菌素类联合复方新诺明治疗。

表 2-1　布鲁氏菌病抗菌治疗推荐方案一览表

类别		抗菌治疗方案	备注
急性期	一线药物	①多西环素 100mg/次，2 次/天，6 周 +；利福平 600~900mg/次，1 次/天，6 周 ②多西环素 100mg/次，2 次/天，6 周 +；链霉素肌注 15mg/kg，1 次/天，2~3 周	可适当延长疗程

（续表）

类别		抗菌治疗方案	备注
急性期	二线药物	①多西环素 100mg/次，2 次/天，6 周 +；复方新诺明，2 片/次，2 次/天，6 周 ②多西环素 100mg/次，2 次/天，6 周 +；妥布霉素肌注 1~1.5mg/kg，8 小时 1 次，1-2 周 ③利福平 600~900mg/次，1 次/天，6 周 +；左氧氟沙星 200mg/次，2 次/天，6 周 ④利福平 600~900mg/次，1 次/天，6 周 +；环丙沙星，750mg/次，2 次/天，6 周	可适当延长疗程
	难治性病例	一线药物 + 氟喹诺酮类或三代头孢菌素类	
慢性期		同急性期	可治疗 2~3 个疗程
并发症	合并睾丸炎	抗菌治疗同上	短期加用小剂量糖皮质激素
	合并脑膜炎、心内膜炎、血管炎、脊椎炎等	上述治疗基础上联合三代头孢类药物	对症治疗
特殊人群	儿童	利福平 10~20mg/kg/d，1 次/天，6 周 +；复方新诺明儿科悬液（6 周~5 个月）120mg、（6 个月~5 岁）240mg、（6~8 岁）480mg，2 次/天，6 周	适当延长疗程；8 岁以上儿童治疗药物同成年人
	孕妇	①妊娠 12 周内：利福平 600~900mg/次，1 次/天，6 周 +；三代头孢菌素类，2~3 周 ②妊娠 12 周以上：利福平 600~900mg/次，1 次/天，6 周 +；复方新诺明，2 片/次，2 次/天，6 周	复方新诺明有致畸或核黄疸的危险

（三）中医药治疗

布鲁氏菌病属于中医湿热痹症，因其具有传染性，故可纳入湿热疫病范畴。本病系感受湿热疫毒之邪，初期以发热或呈波状热、大汗出而热不退、恶寒、烦渴、伴全身肌肉和关节疼痛、睾丸肿痛等为主要表现，继而表现为面色萎黄、乏力、低热、自汗盗汗、心悸、腰腿酸困、关节屈伸不利等。其基本病机为湿热痹阻经筋、肌肉、关节，耗伤肝肾等脏腑。

1. 急性期

（1）湿热侵袭：

①临床表现：发热或呈波状热，午后热甚，恶寒，大汗出而热不退，烦渴，或伴胸脘痞闷，头身关节肿疼，睾丸肿痛，舌红，苔黄或黄腻，脉滑数。

②治法：清热透邪，利湿通络。

③参考方药：生石膏、知母、苍术、厚朴、生薏米、青蒿、黄芩、忍冬藤、汉防己、杏仁、广地龙、六一散。

④加减：恶寒身痛重者加藿香、佩兰；睾丸肿痛者加川楝子、元胡。

（2）湿浊痹阻：

①临床表现：发热，汗出，午后热甚，身重肢困，肌肉关节疼痛，肝脾肿大，睾丸肿痛，舌苔白腻或黄腻，脉弦滑或濡。

②治法：利湿化浊，宣络通痹。

③参考方药：独活、寄生、生薏米、汉防己、秦艽、桑枝、苍术、广地龙、赤芍、丹参、黄芩、生甘草。

④加减：热甚者加栀子、知母；关节痛甚者加刺五加、木瓜。

2. 慢性期

气虚络阻：

①临床表现：病情迁延，面色无华，气短懒言，汗出，肌肉关节困胀，舌质淡，苔白，脉沉细无力。

②治法：益气化湿，养血通络。

③参考方药：生黄芪、党参、苍术、茯苓、山药、当归、白芍、威灵仙、鸡血藤、生薏米、白术、甘草。

④加减：腰痛重者加杜仲、川断、骨碎补；肢体关节肿痛者加乌梢蛇、松节、泽泻；盗汗、五心烦热者加生地；畏寒重者加巴戟天。

⑤外治法：在局部疼痛部位，可进行针灸、熏蒸、热奄包及塌渍等方法治疗。

六、预后

急性期病例经上述规范治疗多可治愈，部分病例治疗不及时或不规范可转为慢性。布病血清学检测结果不作为疗效判定标准。

七、病例个案

疑难病例：布鲁氏菌病。

患者曾××，男，60岁，因"反复发热、四肢酸痛1年余"于2012年8月31日入院。患者一年前无明显诱因出现反复发热，最高体温38.0℃，无伴畏寒、寒战，发热无明显时间规律，伴有多汗，发热数小时后体温可降至正常，次日再发。伴有肌肉酸痛，以双下肢为甚，并逐渐上升至髋关节，腰椎疼痛不适，多次在当地医院检查血沉及C反应蛋白升高，9月前就诊于汕头市某三甲医院，诊断为风湿性多肌痛，治疗后症状无改善。4月前就诊于本市某三甲医院，查布鲁氏菌IgM阳性，布鲁氏菌平板抗原阳性，考虑为布鲁氏菌病，给予"利福平、米诺环素"治疗42天，症状改善不明显。20天前患者出现大腿酸痛，累及腰骶部，弯腰及下蹲困难，并伴有午后发热，最高体温39.1℃，夜间多汗。影像学检查提示腰椎炎症并椎体旁脓肿形成，疑为腰椎结核，经抗结核治疗2周无效后转来我院诊治。入院查体：脊椎无明显后突侧弯畸形，L4/5，S1压痛，拒动，平卧位，未行脊柱活动度检查，右下肢左腿抬高、加压试验（＋）。血培养发现布鲁氏菌；查布鲁氏菌抗体试管凝集试验阳性（1：800）；腰部 CT：L4 下缘及 L5 椎体骨质破坏伴椎旁、椎管内广泛软组织占位，继发椎管狭窄。入院后根据药敏给予莫西沙星、链霉素、多西环素、米诺环素、复方磺胺甲恶唑片等联合用药治疗近 7 周，患者体温降至正常，血培养转阴，但腰痛症状无改善，复查 CT 见椎体破坏及椎旁脓肿均无明显变化。后转入骨科行椎体及椎旁脓肿清除术，术后继续用多西环素、利福平抗菌治疗 3 个月后痊愈，随访 18 个月无复发，复查布鲁氏菌抗体试管凝集试验阴性。

点评：布鲁氏菌病以往多流行于北方牧区，南方地区罕见，临床表现以发热、多汗、乏力、关节痛等为主要表现，后期可发生骨、关节炎，中枢神经系统感染，心内膜炎等，当侵犯脊椎时，好发部位在第四、五腰椎，容易形成冷脓肿，临床表现与腰椎结核非常相似。诊断可根据血培养结果布鲁氏菌及布鲁氏菌抗体试管凝集试验来确诊。由于布鲁氏菌病在本地少见，容易误诊为结缔组织病及结核病等，导致延误治疗，后来虽经血培养及血清学检查确诊，但已累及腰椎，抗生素很难进入病灶部位，导致单纯抗感染治疗效果不佳，最后通过手术清除了感染灶，结合抗生素治疗方才治愈。

八、动物布鲁氏菌病的诊断与治疗

（一）临床表现

病畜和带菌动物是本病的主要传染源。特别是受感染的妊娠动物，在其流产或分娩时，随胎儿、胎衣、胎水排出大量布鲁氏菌，流产后的阴道分泌物和乳汁以及感染公畜发生睾丸炎时的精液中都有本菌存在，污染周围环境而造成传播。本病主要经消化道感染或经交配感染。

畜间布鲁氏菌病的临床表现特点是生殖器官、胎膜及多种器官组织发炎、坏死和肉芽肿的形成，引起流产、不孕、睾丸炎及关节炎等症状。多种动物对本病均有不同程度的易感性，自然感染以羊、牛和猪多见。

（1）牛：怀孕母牛常于妊娠6~8个月发生流产、产死胎或弱胎，流产后常排出污秽的灰色或棕色恶露。有的发生胎衣滞留，出现子宫内膜炎，阴道注出不洁棕红色渗出物。乳腺受到损害引起泌乳量下降，重者可使乳汁完全变质，乳房硬化，甚至丧失泌乳能力；也有伴发关节炎。公牛主要表现为睾丸炎和附睾炎。

（2）羊：孕羊流产，可发关节炎和滑液囊炎。公羊发生睾丸炎。

（3）猪：主要为流产、子宫炎和不孕，产死胎及弱仔。公猪发生急性或慢性睾丸炎或附睾炎。

（4）犬：犬患本病少数表现发热，有的可发生流产、睾丸炎、附睾炎。多发生于妊娠后40~50天，流产后阴道长时间排出污秽的分泌物。雄犬患病有的外观症状不明显，但在交配时会产生不适感，性欲减退。还可发生腰椎间盘炎。

（二）病理变化特点

可见胎儿败血症变化，组织器官（子宫、乳房、胎衣、睾丸及副睾丸）的炎性反应（渗出、坏死、化脓或干酪化）及细胞增生形成肉芽肿（结节由上皮样细胞及巨噬细胞组成）至瘢痕化。

（三）畜间布病诊断

目前，畜间布病判定标准按《布鲁氏菌病诊断方法、疫区判定和控制区考核标准》（1988年10月25日卫生部、农业部发布）综合流行病史、临床症状、实验检查结果进行。

1. 实验检查内容

（1）病源分离：可从流产母畜的子宫、阴道分泌物、血液、脏器及流产胎儿胃内容物、肝、脾、淋巴结、血液取材作微生物检查。

（2）血清学及其他试验：

①初筛试验：虎红平板凝集试验、平板凝集试验、全乳环状试验（牛）、皮内变态反应（羊），任选一种或多种进行初筛。

②正式试验：试管凝集试验、补体结合试验，任选一种或两种进行试验。

种畜和奶牛及其他价值较高的动物，应以分菌、补体结合试验为主要检验方法。

2. 判定标准

（1）病原分离：检出布鲁氏菌。

（2）虎红平板凝集试验（羊、牛、猪）：血清0.03毫升，检查出现可见凝集。

（3）平板凝集试验：

①牛、鹿：血清0.02毫升（++）及以上。

②羊、猪、犬：血清0.04毫升（++）及以上。

（4）全乳环状试验：乳1毫升，检查乳环颜色呈现（+）及以上。

（5）试管凝集试验：

①牛、鹿：1∶100（++）及以上，即100国际单位/毫升及以上。

②羊、猪：1∶150（++）及以上，即50国际单位/毫升及以上。

③犬：常规抗原1∶150（++）及以上。粗糙抗原1∶1100（++）及以上。

（6）补体结合试验（牛、羊、猪）：1∶110（+++）及以上。

（7）皮内变态反应：皮试后，24、48小时分别观察，注射部位有一次出现明显的红肿。

3. 判定病畜标准

（1）分离出布鲁氏菌。

（2）血清学正式试验中试管凝集试验阳性或补体结合试验阳性。

（3）初筛试验中，一项或多项出现阳性反应，并有流行病学史和临床症状者。

一般牲畜具备上述项者即判定为病畜。种畜、奶牛等价值较高的家畜需补反阳性和细菌分离阳性才能定为病畜。

（四）畜间布病治疗

目前尚未有特效疗法。对病畜一般采用淘汰的办法防止本病的流行和扩散。

第三章 实验室诊断方法

一、概述

（一）布鲁氏菌属的分类

布鲁氏菌属分类比较复杂，许多研究者做了大量的研究，根据菌株的不同特点，在不同的年代里，提出不同的分类方案。

（1）1929 年，首先由赫德逊氏根据布鲁氏菌初代分离培养对 CO_2（二氧化碳）的需要、H_2S（硫化氢）产生的量和对阿尼林染料的敏感性等特性，将布鲁氏菌属分为 3 个种，即羊种布鲁氏菌（Br、melitesis – mierocoens melitensis）、牛种布鲁氏菌（Br、abortus – Bact、abortus- bouis）、种猪布鲁氏菌（Br、Suis – Bact、abortussuis）。奠定了今后分类基础。

（2）1957 年，赫德逊氏又提出分为 7 个生物型的方案，即羊种生物型 1、牛种生物型 1~3、猪种生物型 1~3。1961 年，myer 建议将氧代谢和牛种布鲁氏菌噬菌体 Ttibilis 作为分类方法。

（3）1962 年，第八届国际微生学会布病小组讨论会根据 Stable- forth 等人的建议，把布鲁氏菌属分为 3 个种 15 个生物型，即羊种生物型 1~3、牛种生物型 1~9、猪种生物型 1~3。这个分类方案是以初步分离培养时 CO_2 的需要、H_2S 产生量，对阿尼林染料的敏感性试验，特异性单相血清 A 和 M 凝集反应，牛种布鲁氏菌 Tb 噬菌体裂解试验、氧化代谢试验和贮存宿主做分类的鉴定方法。

　　（4）1970 年，联合国粮农世界卫生组织（FAO/WHO）布病专家委员会讨论决定将布鲁氏菌属分为 6 个种 19 个生物型，即羊种生物型 1~3、牛种生物型 1~9、猪种生物型 1~4，以及绵羊附睾种、沙林鼠种、犬种菌各 1 个生物型。1972 年又将猪种增加 1 个粗糙型，而成为目前实际应用的 6 个种 20 个生物型（见表 3–1）。

表3-1 布氏菌的种和生物型的特性表

种	生物型	对CO_2的需要	H_2S需要	流董 1:2.5万	流董 1:5万	复红 1:10万	复红 1:5万	复红 1:10万	单相血清 抗A	单相血清 抗M	粗糙型血清	RTD	$10^4 \times$ RTD	谷氨酸	鸟氨酸	核酸	赖氨酸	常见的宿主
羊种	1	−	−	−	+	+	+	+	−	+	−	−	−	+		−	−	山羊、绵羊
	2	−	−	−	+	+	+	+	+		−	−	−	+		−	−	山羊、绵羊
	3	−	−	−	−	−	+	+	+		−	−	−	+		−		山羊、绵羊
牛种	1	+−	+	−	−	−	−	+	+	+	−	+	+	+		+	−	山羊、绵羊
	2	+	+	+	+	+	+	+	+		−	+	+	+		+	−	牛
	3	+−	+	−	+	−	+	+	+		−	+	+	+		+	−	牛
	4	−	+	−	+	+	+	+	+		−	+	+	+		+	−	牛
	5	−	−	−	+	+	+	+	+	+	−	+	+	+		+	−	牛
	6	−	+−	−	+	+	+	+	+		−	+	+	+		+	−	牛
	7	−	+−	−	+	+	+	+	+	+	−	+	+	+		+	−	牛
	8	+	−	−	+	+	+	+	−		−	+	+	+		+	+	牛
	9	+	+	−	+	+	+	+	−	+	−	+	+	−	+	+	−	牛

（续表）

种	生物型	对CO_2的需要	H_2S需要	在染料中的生长 流董 1:2.5万	流董 1:5万	流董 1:10万	复红 1:5万	复红 1:10万	凝集反应 单相血清 抗A	单相血清 抗M	粗糙型血清	噬菌体分裂 RTD	$10^4 \times$ RTD	代谢试验 谷氨酸	鸟氨酸	核酸	赖氨酸	常见的宿主
猪种	1	-	+	+	+	+	-	-	+	-	-	-	+	+	+	+	-	猪
	2	-	-	-	+	+	-	-	+	-	-	-	+	+	+	+	+	猪
	3	-	-	-	+	+	+	+	+	-	-	-	+	+	+	+	-	猪、野兔
	4	-	-	-	+	+	+	+	+	+	-	-	+	+	+	+	+	猪
	5	-	+	-	-	+	+	+	-	+	-	-	-	+ -	-	+	+	野鼠
沙林鼠种		-	+	-	-	+	-	+	+	-	-	-	+	+	+	+ -	+	沙林鼠
绵羊副睾种		+	-	-	-	+	-	-	-	+	+	-	-	+ -	+	-	+	公绵羊
犬种		-	-	-	-	+	+	+	-	-	+	-	-	+	+	+	+	犬

布鲁氏菌的各种生物型 1 型为种的代表性株（标准株），这些株在美国、英国和中国都有固定的编号（见表3-2）。

表3-2　布鲁氏菌属各种生物型代表性菌株名称及国家编号一览表

种	生物型	代表性菌株名称	国家编号		
			中国	美国（ATCC）*	英国（NCTC）*
羊种	1	16M	55210	23456	10094
	2	6319	55228	23457	10508
	3	EFher	55229	23458	10509
牛种	1	544A	55212	23448	10093
	2	86/8/59	55230	23449	10501
	3	Tulya	55231	23450	10502
	4	293	55237	23451	10503
	5	B3196	55232	23452	10504
	6	870	55238	23453	10505
	7	63/75	55233	23454	10506
	8	—	—	—	—
	9	C68	55234	23455	10507
猪种	1	1330S	55213	23444	10316
	2	Thomser	55235	23445	10516
	3	686	55239	23446	10511
	4	40	55240	23447	—
沙林鼠种		5K33	55224	23459	10084
绵羊附睾种		63/290	55225	25840	10512
犬		RM6/66	55226	33365	—

*ATCC（The America Type Culture Collection）美国标准菌株贮藏中心；NCTC（The National Collection of Type Culture）英国国家标准菌株贮藏中心。

在分类方法上，布病专家委员会强调了氧化代谢试验，牛种布鲁氏菌 Tb 噬菌体的 RTD 及 104RTD 两个浓度的裂解试验和粗糙型（R）布鲁氏菌血清凝集反应等结果的重要意义，这一分类方法目前已在世界各国广泛地应用，但是由于布鲁氏菌属的种型复杂，加之在分类时没有应用分子遗传学方法，因此这一分类今后还可能会有某些改变。

（5）目前布鲁氏菌属分类有研究动态。1982 年，第 13 届国际微生物学会布鲁氏菌属分支委员会建议，将从澳大利亚和苏联啮类动物中分离到的布鲁氏菌株分别归入不典型的猪种生物型 3 和新增加的猪种生物型 5。牛种生物型 3 和 6 由于生物学性状、血清学反应和氧化代谢特点基本一致，可合并为一个生物型。至于牛种生物型 8 虽早已被世界各国公认，但是自从英国牛中分离出来以来，其他各国从没有发现，目前又没有保存下来，应从分类中去掉。此外，1972 年苏联学者 Tap-ah 曾报道从牛和羊中分离到粗糙型布鲁氏菌株，归属猪种生物型 5，但从没得到世界各国公认，在各种因素影响下出现 L 型布鲁氏菌株也需在分类中加以研究。综上所述，布鲁氏菌属的种型在今后的分类中还会增减。

（二）布鲁氏菌属的形态染色及培养特性

1. 布鲁氏菌属的形态

布鲁氏菌属是一组球状、球杆状和卵圆形细菌，经一般染色后镜检，其形态特点难以与其他相类似的细菌鉴别，特别是布鲁氏菌属种的 6 个种间更难以区分。但是，一般认为，羊种比牛种和猪种布鲁氏菌小些，其大小约在 0.3 ~ 0.6 微米之间，多趋于球状或卵圆形。在电子显微镜下观察，各种细菌的细胞微细结构也有所不同。在涂片标本上用普通显微镜观察，常呈单个排列，极少数呈两个相连或短链状串状排列，没有鞭毛、不形成芽孢，多数学者认为不形成荚膜，但在一些不利条件影响下，可以形成荚膜样物质或类似荚膜结构。

布鲁氏菌属的形态极易受环境因素的影响而发生改变，呈现多形态性，细胞壁增厚、变薄甚至脱落，细胞浆致密或形成空泡，出现许多小颗粒状的包涵体，细胞内膜常粘在一起形成一层很致密的厚膜。这是光滑型布鲁氏菌变成粗糙型布鲁氏菌的表现。

2. 布鲁氏菌属的染色特点

布鲁氏菌属可被所有碱性染料所着色，革兰氏染色呈阴性，姬姆萨染色呈紫色。布鲁氏菌比其他细菌较难染上阿尼林染料的颜色，这是因为布鲁氏菌在吸附染料的过程中较慢，为此柯兹罗夫斯提出延长标本与染料接触的时间，并用加温方法促使着色。以此种染色方法，布鲁氏菌染成红色，其他菌染成绿色。

（三）布鲁氏菌属的抗原结构

布鲁氏菌的抗原结构是非常复杂的，根据布鲁氏菌属不同种型的特点，毒力和内毒素的特点、氧化代谢类型和各种类型的反应所表现出来的现象等，可以表明不同种型结构和成分间具有一定的相互关系，根据现有研究资料，提出了布鲁氏菌属各种抗原结构的葱式学说和银嵌式学说。这两种学说尽管各有其片面性，但对研究抗原结构和分析抗原成分都有一定意义。

从血清学方面证明了布鲁氏菌存在 A、M 和 G 抗原成分，A 对牛种布鲁氏菌生物型 1 有特殊性，M 对羊种布鲁氏菌生物型 1 有特殊性，G 为两种菌共有。羊种布鲁氏菌生物型 1 含有表面 M 抗原成分多于 A，其 M 和 A 的比例大约为 20∶1。牛种布鲁氏菌生物型 1 含有表面抗原 A 多于 M，其比例大约为 20∶1。猪种布鲁氏菌生物型 1 含有表面抗原 A 多于 M 一倍，以后又提出除 A、M 外还有 G、E、VI、R 等（见图 3-1）。

用茜素悬浮抗体聚合反应检查布鲁氏菌微量抗原时表明，布鲁氏菌含有 7 种抗原成分，即 1、2、3、4、5、6 和 7。羊种布鲁氏菌 16M 有抗原成分 1~4、6 和 7，偶有 5。牛种布鲁氏菌 544A 有抗原成分 1、2、4、6 和 7，偶有 3 和 6。据此设想了布鲁氏菌抗原结构类似银嵌式的结构，其模式图各式各样。

目前已证明，布鲁氏菌属的抗原与伤寒菌属的副伤寒菌、霍乱弧菌、土拉杆菌、炭疽杆菌、耶尔森氏菌 O9、马鼻疽杆菌、结核杆菌、

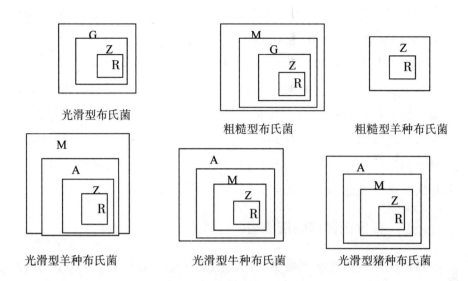

图 3－1　布鲁氏菌葱式抗原模式图

绿脓杆菌、变形杆菌 OX19 及 Q 热立克次氏体等的抗原有某些共同的成分。

内毒素：布鲁氏菌不产生外毒素，只产生内毒素，即是细胞壁外膜的类脂、多糖和蛋白质的复合物。内毒素有致热作用，影响宿主的糖和脂类代谢，降低机体抵抗力。

（四）布鲁氏菌的致病力

布鲁氏菌可以经过完整皮肤侵入人体，这是众所周知的事实。同样，它可以经过眼结膜、消化道黏膜、阴道及生殖器黏膜，但同一动物对不同菌种、同一菌种对不同动物的致病力是不同的。布鲁氏菌的这种致病力除了与菌体本身的透明质酸酶系统、菌体的其他酶系统、毒素等有关以外，还与宿主的状态等密切相关。以三个种布鲁氏菌对人的致病性来说，以羊种菌为最强，发病最重，多数病变亦重；猪种菌常有化脓的倾向；牛种菌对人致病性最弱。山羊和绵羊主要由羊种和绵羊附睾种布鲁氏菌引起，但亦存在牛种菌转移到羊体和猪种菌致羊体感染的报道，牛主要由牛种菌感染，在和羊共同草场的国家和地区，亦有羊种菌转移到牛体的报道。而牛可被1、2、3生物型所感染，以1、3型毒力最强，致使人感染发病，2型对人致病力较弱。

至于另三个种布鲁氏菌的致病力仅有少数报道。如沙林鼠种对沙漠森林鼠有致病力，对其他种属动物尚无确切的自然感染的报道。绵羊附睾种对绵羊有致病力，引起公绵羊副睾丸炎，有时引起母绵羊流产，除此之外尚未见到其他种属动物自然感染的报告。犬种菌是引起狗感染的唯一宿主，除引起母狗流产外，公狗产生副睾丸炎、睾丸萎缩和偶尔产生不妊症。

（五）布鲁氏菌属的抵抗力

布鲁氏菌属对热相当敏感，巴氏消毒完全可以杀灭，70℃10分钟也可杀死，对高压消毒更敏感；但对寒冷干燥都有很强的抵抗力，对各种因子的抵抗力与菌的浓度和其存在的外界条件有很大的关系，这一点在研究布鲁氏菌属的抵抗力上，尤其在进行消毒处理时都应引起注意。

1. 对各种物理因子的抵抗力

直射日光最长4小时，散射日光7～8天、直射紫外线5～20分钟，斜射紫外线10～30分钟、60钴射线25～50分钟就能把布鲁氏菌杀死，对热非常敏感，尤其对湿热更敏感，不同温度下湿热和干热对布鲁氏菌的作用不同（见表3－3）。

表3－3　不同温度对布鲁氏菌的影响一览表

温　度	布鲁氏菌生存时间	温　度	布鲁氏菌生存时间
湿热55℃	60分钟	湿热100℃	1～4分钟
湿热60℃	15～30分钟	干热60℃～70℃	60～75分钟
湿热70℃	10～24分钟	干热80℃	40～59分钟
湿热80℃	7～19分钟	干热90℃	30～39分钟
湿热90℃	5～14分钟	干热100℃	7～9分钟

2. 对各种化学因子的抵抗力

布鲁氏菌对常用的各种普通浓度的消毒剂及一些化学药物抵抗力很弱，其作用情况见表3-4。

表3-4　各种化学因子对布鲁氏菌作用的比较一览表

药品名称	浓度（%）	布鲁氏菌生存时间	药品名称	浓度（%）	布鲁氏菌生存时间
苯酚	1~2	1~5分钟	漂白粉	0.2~2.5	2分钟
苯扎溴铵	0.1	30秒	高锰酸钾	0.1~0.2	7~15分钟
来苏儿	2或3	1~3分钟和1分钟以内	甲醛	0.2	20分钟以上
氨亚明	0.2	5~7分钟	乳酸	0.5	1分钟以内
氨亚明	0.5	3~5分钟	氢氧化钾	2	3分钟
升汞	0.05	1分钟以内	肥皂水	2	20分钟以上

3. 在不同环境中的抵抗力

布鲁氏菌在不同环境中生存时间各不相同（见表3-5），但无论在哪种环境下布鲁氏菌的存活时间都比较长，在有的环境下可生存长达18个月。表3-5中所列布鲁氏菌在不同环境中生存时间的情况，为消毒处理各种污染物，采取净化措施，防止传播因子扩散等提供了依据。

表3-5　布鲁氏菌在不同环境中的生存时间比较一览表

环境名称	生存时间	环境名称	生存时间
水	5天~4个月	皮毛	45天~4个月
土	4天~4个月	鲜牛乳	2天~18个月
尘	21天~72天	酸乳	2~30天
粪	8天~4个月	奶酪	25~67天
尿	4天~5个月以上	冻肉	14~47天
畜禽及周围	4天~5个月以上	腌肉	20~45天
衣服	30天~80天	—	—

4. 对各种抗生素的敏感性

了解和掌握布鲁氏菌对各种抗生素的敏感性，对布鲁氏菌的治疗、预防以及从污染材料中分离布鲁氏菌时制备适宜的选择培养基都具有重要意义。

布鲁氏菌药物敏感实验采用被 WHO 采纳的 K–B（Kirby–Bauer）纸片扩散法。K–B 纸片法是 1977 年 WHO 推荐的目前被认为是一种比较满意的试验方法。根据世界卫生组织第六次联合公报所制定的原则，长期以来，采用链霉素加四环素、利福平加强力霉素、四环素加庆大霉素及复方新诺明等方法对急性期布病病人进行治疗。经过长期的观察与研究，这几种治疗方法对急性期布病的近期疗效在 59% ~ 97.63%，但复发率高，在 15% ~ 32%。近年来，国内外学者采用新药在急性期布病治疗方面进行了探讨。

我们选择传统治疗方法所用的抗菌素及部分广谱新抗生素，作为布鲁氏菌药物敏感实验的所用药物。包括链霉素、四环素、利福平、庆大霉素、卡那霉素、氧氟沙星、头孢曲松、阿奇霉素、枯草杆菌肽、多粘菌素 B、多粘菌 M、林肯霉素和土霉素。实验证明，布鲁氏菌对四环素最敏感，其次是链霉素和土霉素，而对枯草杆菌肽、多粘菌素 B、多粘菌 M 和林肯霉素等有很强的抵抗力。

二、布鲁氏菌病病原学

（一）布鲁氏菌属的培养

1. 培养特性

布鲁氏菌属可在弱酸或弱碱性的培养基上生长繁殖，其适宜的 pH 值为 6.6 ~ 7.4，适宜的温度为 34℃ ~ 37℃，但最适宜的温度为 37℃。观察布鲁氏菌的生长繁殖过程，可用液体培养基，但更常用的是固体培养基，因为在固体培养基上便于观察到菌苗或者菌落的不同形态特点。布鲁氏菌属有的种需特殊的营养才能生长。这些营养物质包括各种氨基酸、硫胺、烟酰胺、生物素以及各种必要的离子，尤其是镁离子常常是不可缺少的。有的菌种需要血清才能生长，有的菌种可用吐温40代替血清。

布鲁氏菌属在液体中呈均匀混浊生长，不形成菌膜，但有些陈旧的培养物，尤其是粗糙型菌有时在管壁上出现环状生长或带有棉絮状沉淀，液体较透明，酸碱度常变为碱性，这是由于在生长繁殖过程中利用了某些氨基酸，使之脱掉氨基。

布鲁氏菌属在固体上生长的菌落为无色透明，圆形、表面光滑、稍隆起、均质样，在菌落中央常带有很细小的颗粒，最初为透明，以后渐渐混浊。在同一个培养基上菌落大小不同，小者直径为0.05～0.1毫米，大者有3～4毫米。其菌落的大小常与营养的种类、消耗的程度，二次菌落的形成，菌株迟滞期的长短及变异等因素有关。

由于外界各种因素影响，布鲁氏菌属的生物学性状、菌落大小、形状特点、致密度和结构等均可发生改变，有时出现黏液样的菌落，有时出现干燥和硬皮样的菌落，也可出现放射状的线条，呈颗粒状、玻璃状等。

布鲁氏菌属培养的最大特点是生长繁殖缓慢，迟滞期较长，尤其是刚从机体或外界环境分离出来的最初几代培养物生长更缓慢，有的需5～10天，甚至需20～30天后才能见到小菌落；有的菌株除要求一定的营养条件外，还需要提高二氧化碳的浓度才能生长繁殖。在实验室保存传代较久的菌株，在培养24～72小时后才见生长茂盛。

从可疑病人、病畜、野生动物或者其他物品中分离到布鲁氏菌，即可诊断为布氏病或带菌。

2. 分离方法

第一，从可疑病人中分离布鲁氏菌。

（1）血液培养：

①双相培养基培养：无菌采血液4～5毫升，在酒精灯火焰附近将血液注入5～6支双相培养基试管中或2～4只双相培养基烧瓶中，轻轻混合倾斜，使被检血液分布在琼脂斜面上，置37℃温箱培养。若怀

疑牛种菌感染时，应有一半标本放 CO_2 环境培养，3 天后观察结果，如未见布鲁氏菌生长，可按上法再倾斜，使血液涂在琼脂斜面上，继续培养，每隔一天观察一次结果；如有布鲁氏菌落，可用接种环接种到琼脂试管培养基，获得纯培养，进一步作布鲁氏菌鉴定，若 30 天未出菌，可判定为阴性。

②感染未受精卵法：取 2 个新鲜鸡蛋，消毒蛋壳后将被检血液注入卵黄中。每个鸡蛋接种血液 0.2 毫升，即用灭菌石蜡将孔密封，置 37℃温箱培养。5 天后把接种血液的鸡蛋无菌打开，用灭菌的毛细吸管把接种血液部分的卵黄及蛋清吸出 0.5 ~ 0.6 毫升接种在 2 ~ 3 支斜面培养基上，37℃培养 2 ~ 3 天观察一次，15 天不见可疑菌落生长，判定为阴性。

（2）尿培养：用灭菌的导尿管把尿液导出放入灭菌容器中。为浓缩细菌，提高检出率，可在尿液中加入 1% ~ 3% 的高价布鲁氏菌免疫血清，混合后，置 37℃温箱中 2 小时，高速离心沉淀，取沉淀物 0.5 毫升接种在选择培养基上或注射天竺鼠，用生物学方法分离布鲁氏菌。

（3）生物学分离：为了提高布鲁氏菌检出率和从污染杂菌的材料中分离布鲁氏菌，将被检材料（固体标本）加灭菌生理盐水研磨成浆液状，经皮下或腹腔注射天竺鼠或小白鼠，天竺鼠接种 1 毫升，小白鼠 0.5 毫升。接种后饲养 20 天（注意屎尿消毒）可抽血分离血清作虎红平板凝集检验，若阳性反应即剖检培养，此时易获阳性结果。

第二，从牲畜材料中分离布鲁氏菌。

诊断家畜的布鲁氏菌病，细菌学检查是唯一可靠的方法，可从流产的胎儿、胎盘，以及母畜的子宫分泌物、乳汁和公畜的精液等分离布鲁氏菌。

（1）流产胎儿：将流产胎儿体表用 3% 煤酚皂溶液或苯酚溶液洗刷消毒后，将体表余液擦净，用消毒注射器吸取胃液（牛、羊的第四胃）作培养，接种天竺鼠，脏器可以用无菌盐水研磨成悬液培养或接种小动物。

（2）胎盘：取绒毛膜加灭菌生理盐水研磨成悬液，接种天竺鼠，或直接接种于选择培养基。

（3）羊水：流产或分娩胎儿的羊水也可采集后接种天竺鼠。

（4）阴道分泌物：患布病牲畜，尤其是猪、羊，在正产或流产（尤其是 10 天内），常可由阴道分泌物中分离出布鲁氏菌。推荐采用阴道拭子收集病料。

阴道拭子制作：用一根坚固的竹签做成棉签样套入直径为 8 毫米、长 10 厘米的两头通的玻璃套管内（见图 3 - 2）。干燥灭菌（置 160℃干燥器内灭菌 1 ~ 2 小时），使用时将棉花拭子连圆保护拭子的套管从试管中取出，把装有棉花拭子的套管插入家畜的阴道内，将拭子向前推进，使拭子离开进套管。进入阴道中，拭子向几个方面轻轻旋动后，再向后拉入套管中，然后把套管连同拭子从阴道中取出，放回原来的试管中，送回实验室接种培养时，涂抹在培养基表面上，然后放入 37℃ 培养箱内进行培养。

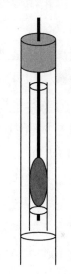

图 3 - 2　阴道拭子制作模式图

（5）乳汁：这多用于奶牛和奶羊，每个乳房收集乳汁 20 毫升，用离心沉淀或放 4℃冰箱内自然沉淀，用吸管、毛细滴管或灭菌棉球取 0.1 ~ 0.2 毫升乳脂接种培养，同时弃去乳样大部分上清液，取管底沉渣以同样方法接种培养。

（6）精液：以无菌采集公畜的精液接种于培养基培养或者以 0.5 毫升皮下接种天竺鼠。

（7）脓汁和关节液：对怀疑为布鲁氏菌病的家畜在脓肿和关节肿部位，进行局部消毒后以无菌注射器吸取脓汁和关节液接种培养基或天竺鼠。

（二）布鲁氏菌属的种、型鉴定

家畜布鲁氏菌的鉴定，首先是确定可疑菌是否为布鲁氏菌。如果是布鲁氏菌属细菌，则应进一步鉴定其种、型。种、型的鉴定对了解疫情、分析疫情、研究流行学病的特点和制定合理的预防措施具有重要的实际意义。

在进行此项工作之前，首先应向有关部门如中国疾病预防控制中心或中国兽药监察所索取 FAO/WHO 布病专家委员会推荐的标准参考菌株，主要包括羊种布鲁氏菌 16M、牛种布鲁氏菌 544A、猪种布鲁氏菌 1330S 和沙林鼠布鲁氏菌 5K33。如果受检菌株表现出粗糙特性，应索取标准粗糙型参考菌株：绵羊附睾种布鲁氏菌 63/290，犬种布鲁氏菌 RMb/660。

其次无论是进行菌种、型鉴定还是变异性检查，每次试验均应设有参考菌株和对照样品，以保障试验操作获得可靠的结果。

1. 布鲁氏菌培养基的制备

（1）胰蛋白胨琼脂培养基：胰蛋白胨 20 克，葡萄糖 1 克，氯化钠 5 克，琼脂 20 克，蒸馏水 1000 毫升。先将琼脂加入到蒸馏水中加热溶化，再加入其他各种成分加热溶化。多层纱布过滤，补足蒸发掉的水分。校正 pH6.8 ~ 7.0、分装；15 磅 20 分钟高灭菌，备用。

（2）马铃薯琼脂培养基：新鲜马铃薯去皮，称取 250 克，削成薄片浸入 1000 毫升蒸馏水中，盖上容器盖放 60℃过夜，然后用过滤纸或数层纱布过滤。滤过液用蒸馏水补足到 1000 毫升，然后加入以下成分：氯化钠 5 克，蛋白胨 10 克，牛肉浸膏 5 克，琼脂 20 克。加热使琼脂溶解，加入 20 毫升甘油，并调整 pH 值至 7.4（高压灭菌后 pH 值将为 6.8，如认为有必要，可以调节，使最后制品的 pH 值为 6.8）。培养基于 15 磅 20 分钟高压灭菌备用。

（3）血清胰蛋白胨琼脂培养基：将胰蛋白胨琼脂培养基加热溶化后，冷却至 50℃左右，每 90 毫升加入健康马（或牛）血清 10 毫升，充分混合后即可按应用的需要倾倒平皿或制斜面。

所用的血清，无论是马的或牛的均须无布鲁氏菌凝集素，并预先要经 50℃灭活 30 分钟和蔡氏滤器过滤处理。每批血清都应预先抽样作无菌检验。

（4）血清马铃薯琼脂培养基：应用马铃薯琼脂培养基作基础培养基加入健康的马（或牛）血清，制备方法同血清胰蛋白胨琼脂培养基。

（5）选择性培养基：上边介绍的几种培养基可以作为制备选择性培养基的基础培养基。选择性培养基要求每100毫升基础培养基中加入下列药品：放线酮（抑制霉菌）10毫克，杆菌肽（抗革兰氏阳性菌）2500单位，多粘菌素B（抗革兰氏阴性菌）600单位。

除这些抗菌素外，还可加入乙基紫染料，使最后浓度为1:80万。

抗菌素和乙基紫原溶液的配方如下：

放线酮：取1克放线酮粉剂以少量丙酮溶解，加入灭菌蒸馏水补足100毫升。此时，每毫升含10毫克放线酮。不必再消毒。此溶液颇稳定，在普通冰箱中可保存6个月。

杆菌肽：每瓶5万单位，用前，用20毫升灭菌蒸馏水完全溶解，此时每毫升含2500单位杆菌肽。分装在灭菌小瓶里，冰箱内可保存2周。

多粘菌素B：每瓶50万单位，用83.3毫升灭菌蒸馏水溶解，此时每毫升含6000单位多粘菌素B。分装在灭菌小瓶里，冰箱内可保存2周。

乙基紫：配成0.1%水溶液较方便。此溶液不必过滤或消毒。每3个月应重新配置。

基础培养基溶化后，冷却到50℃，每100毫升培养基加入上述各种原液：放线酮1毫升，杆菌肽1毫升，多粘菌素B 0.1毫升。必要时加入乙基紫0.125毫升。混匀后立即倾入平皿。平皿置好后放冰箱中可以保存一周，在使用前一天应放37℃恒温箱中过夜，以减少凝集水。

（6）培养基的检验：

①无菌试验：无论哪种培养基都应进行无菌检验，方法是将制好的培养基平皿或斜面放37℃温箱中培养72小时，如无杂菌生长，认为合格。

②布鲁氏菌生长检查：接种少量的布鲁氏菌（约 100 个菌）于培养基平皿上，放 37℃ 培养，同时最好备一批已知质量的培养基作比较实验。如布鲁氏菌生长良好，认为合格，否则不能使用。

2. 布鲁氏菌在生长中对 CO_2 的要求

在检查菌对 CO_2 的要求时，将菌株在琼脂斜面上移植两份，一份放在普通大气环境中培养，一份放在含有 10% CO_2 的环境中培养，试验应在分离后立即进行，即在原分离菌种的移植有机会形成不需要 CO_2 的变种以前进行，如果只有少数菌落在大气环境中生长，可不计较。

3. 染料敏感性试验

碱性复红和硫堇是最常用的染料。每种染料以少许 90% 酒精研磨后加入蒸馏水，制成浓度为 0.1% 的水溶液。染液放沸水中煮一小时，冷却后置冰箱中可保存 6 个月。

染料培养基的制备：将胰蛋白胨琼脂培养基加热溶化后，冷却至 50℃ 左右，按表 3-6 比例配制，每 100 毫升培养基加入各种溶液。

表 3-6 染料培养基配制表

染料名称	取量（毫升）	培养基（毫升）	染料最终浓度
0.1% 硫堇	4	100	1:2.5 万
0.1% 硫堇	2	100	1:5 万
0.1% 硫堇	1	100	1:10 万
0.1% 复红	2	100	1:5 万
0.1% 复红	1	100	1:10 万

各染料加入培养基后，充分混匀，倾倒平皿，置 37℃ 过夜，次日可用。

取一接种环境新生长的培养物，混悬于 1 毫升无菌生理盐水中制成菌液。应注意使制备的各种菌悬液浊度接近一致。

接种平皿的一个简单又方便的方法是：将一个浸沾菌悬液的棉拭子连续在每个染料平皿和无染料的对照平皿上画一横线。在接种之前，平皿应标上培养物号（或编号）。每个平皿可同时检验几个培养物，应注意不要使画线相互接触。每次鉴定均应设标准参考菌株作对照。需要 CO_2 的牛种布鲁氏菌 544A 标准菌株应同需 CO_2 的菌株一起置 CO_2 环境中培养。培养 3~4 天记录结果。

羊种布鲁氏菌在含有复红培养基上不像牛种布鲁氏菌生长得那么茂盛，在硫堇培养基上也不像猪种布鲁氏菌生长得那样好，这种差别在布鲁氏菌种不同特性的表中通常不列入，但在实用上对鉴别很有帮助。

4. 生化反应试验

（1）产生硫化氢试验：将被检菌株接种在胰蛋白胨琼脂斜面上（即取比浊 10 亿/毫升菌液 0.1 毫升滴入斜面），取一醋酸铅纸条，放在试管内，应加在棉塞与试管壁之间，注意不要接触培养基。置 37℃ 培养（如被检菌株需要 CO_2 则置 CO_2 环境中培养），当细菌产足量的硫化氢时，可与醋酸铅发生反应。产生黑色的硫化铅，纸条变黑，根据发黑变化，每天记录观察结果，连续观察 4 天。

制醋铅纸条：将滤纸放在 10% 中性醋酸锅水溶液中，浸湿取出在室温悬挂至干，干后将滤纸剪成细长条，其大小与用作斜面培养的试管相宜。通常用 12×1 厘米，无需消毒。

（2）尿素酶试验：几乎所有的布鲁氏菌菌株都有尿素酶活性，而猪种布鲁氏菌分解尿素的速度最快。在测定方法上仅介绍 Bauer 氏方法。

配制 0.125M NaH_2PO_4 水溶液。加入尿素，尿素含量为 5%，调 pH 值至 4，加入 0.0015% 酚红作指示剂。如果作用物是用前新配制的，则不需要消毒。

将作用物分装于小试管内，每管 1 毫升，挑取一接种环受检菌株 48 小时固体培养物，混悬其中（也可将受检菌株 48 小时固体培养物制成悬液，每毫升含 10 亿菌体，取 0.1 毫升加入作用物中）。将小试管放 37℃ 水浴锅中作用，在 15、30 和 60 分钟时观察反应，以后每小时观察一次，直到获得阳性结果（粉红色或红色）为止。

5. 单相特异性血清 A 和 M 凝集试验

由于布鲁氏菌属不同种或型在表面抗原结构上存在着差别，因此，可以采用单相特异性血清凝集试验对受检菌株作鉴定。

布鲁氏菌特异性 A 和 M 单价血清系用牛种菌 544A 和羊种菌 16M 分别制造的。牛种菌制造的血清称 A 因子血清，羊种菌制造的血清称 M 因子血清，它们分别有各自的特异性凝集抗体。

（1）玻片凝集试验：以生理盐水将 A 因子血清作 10 倍稀释，M 因子血清作 5 倍稀释，在洁净的玻片上各滴入一滴，还应滴一滴普通生理盐水作对照。受检菌种制成试管凝集抗原原液浓度，在每滴血清和生理盐水中加一滴，混匀，3 分钟内观察结果。反应结果的判定见布鲁氏菌属的种、型鉴别特征表。

（2）试管凝集试验：用单相特异性血清作试管凝集试验所获得的结果更加可靠。方法是将单因子血清以 0.5% 苯酚生理盐水作倍比稀释，由 1∶5 开始稀释至刚超过它的已知滴度，每个小试管中加 0.5 毫升稀释血清。受检菌株 48 小时培养物以 0.5% 苯酚生理盐水水洗下，制成试管凝集抗原应用液浓度，每支盛有血清稀释液的小试管中加入 0.5 毫升。摇匀后放 37℃ 恒温箱中，24 小时后取出，判定反应结果。如在 A 因子血清稀释管中凝集的反应高于 M 因子血清 4 个滴度以上，鉴定为牛种 1 型。如在 M 因子血清稀释管中的凝集反应高于 A 因子血清 4 个滴度以上，鉴定为羊种 1 型。猪种的鉴定结果与牛种布鲁氏菌相同。

6. 对布鲁氏菌噬菌体的敏感性

最初在苏联分离到的 Tbilisi（Tb）噬菌体现在已广泛地被应用于常规的分型之用。已经证明，只有牛种菌的各生物型能够被 Tb 噬菌体的常规试验稀释液（RTD）所裂解。

当使用的浓度较大时（例如 10000 × RTD），绝大多数猪种菌呈现某些程度的裂解现象，羊种菌通常对噬菌的 RTD 浓度或 10000 × RTD 浓度都不易感。

（1）噬体分型：用生理盐水将布鲁氏菌的 24 小时斜面培养物洗

下，制成每毫升含 10 亿菌体的混悬液。用无菌棉花拭子蘸取菌液，在一个表面烤干水分的胰蛋白胨琼脂平皿上，横过琼脂表面均匀地接种一条线。一个平皿可以接种几个受检菌株的培养物。对照的参考菌株也作同样的接种，以接种环蘸取一环噬菌体的 RTD 放在每一接种线上，在接种线的另一位置上接种一环 $10000 \times RTD$，将平皿倒置，放于 37℃恒温箱中，需要 CO_2 促进生长的培养物，放在含有 10% CO_2 的空气中培养。24 小时后检查平皿。牛种光滑型或光滑中间型培养物在放有两种深度的噬菌体的地方完全被裂解，而粗糙型和其他非光滑型培养物则不被裂解。大多数猪种菌培养物在滴入 $10000 \times RTD$ 的噬菌体的地方部分被裂解，而在滴入 RTD 浓度的地方不裂解。羊种菌培养物对噬菌体任何一种浓度都不易感。

（2）噬菌体的增殖方法：在进行噬菌体的分型鉴定前，最好将购到的噬菌体以连续传代的方法提高其活性。饲养菌株常用 19A 或 104M，具体方法是：在含有 50 毫升马丁氏肉汤（pH7.2）瓶中加入 1 毫升（含 10 亿菌体）104M 24 小时培养物悬液，放 37℃培养 6 小时，加入 1.5 毫升待增殖的 Tb 噬菌体，摇匀，置 4℃冰箱 4~5 小时，使噬菌体吸附在饲养菌表面。取出，放置 37℃中培养 14~16 小时，然后以 60℃~65℃水浴加热 30 分钟杀死未裂解的菌体，即为一代。如此经多次传代增殖，可使噬菌体效价达 $10^{-11} \sim 10^{-13}$。Tb 噬菌体增殖到 10^{-8} 即可应用。

（3）RTD 的测定：将 24 小时饲养菌株培养物制成菌体含量为 10 亿/毫升度的悬液，用棉花球吸取菌液均匀接种于一个培养基表面无凝集水的平皿上，在 37℃恒温箱中放 4 小时，使表面菌液干燥。

以马丁氏肉汤将已连续传了数代的噬菌体作连续的 10 倍稀释，即 10^{-1}，10^{-2}，10^{-3}……10^{-11}。每个稀释度以接种环蘸取一环置于上边的平皿中，并作出标记。将平皿放在 37℃中培养，24 小时后看结果。避免培养时间过长，因为抗噬菌体的次发生长物有碍于判定结果。RTD 是完全裂解的噬菌体的最高稀释度。而 $10000 \times RTD$ 就很容易计算出来。

注意：操作噬菌体时应防止噬菌体气雾污染正在生长的布鲁氏菌肉汤或培养物。如果有条件，最好将噬菌体培养物与布鲁氏菌培养物分别放在不同的温箱中培养。噬菌体工作稍有不慎，可能造成对操作布鲁氏菌环境的污染。这种污染，对今后在操作布鲁氏菌工作将带来麻烦。

对于要作种、型鉴定的布鲁氏菌，应当从分离到之日起，尽快送到实验室作鉴定，应减少实验室传代，防止变异。而那些保存时间较长、传代次数较多的菌株往往表现出非典型的特性。

7. 变异性检查

（1）原理：微生物发生变异是一个很普通的现象，布鲁氏菌也不例外。根据文献记载及实际工作经验证明，布鲁氏菌容易出现细菌中常见的变异现象。当布鲁氏菌发生变异后，菌细胞发生解离，使蛋白部分相对增加，使之从亲水状态变成憎水状态，细胞通透性及菌体胞浆的胶体性质也发生改变，因而出现各种不同程度的非特异凝集或自家凝集现象。据此，可以采用某些试验方法检查布鲁氏菌是否发生变异。

（2）器材及试剂：一台低倍实物显微镜、带毛面聚光镜的显微镜灯；0.1%和1∶500三胜黄素（Trypaflavia）水溶液，2%、5%、10%的氯化钠溶液，结晶紫、草酸胺。

（3）操作方法：

①三胜黄素凝集试验：这一方法是在1931年由Alessaudrini等建议使用。分试管法和玻片法两种（比较常用的是玻片法）。

试管法：待检布鲁氏菌48小时培养物用生理盐水洗下，配成10亿/毫升的菌悬液，取此悬液0.5毫升加入0.5毫升0.1%的三胜黄素水溶液摇匀，放37℃温箱6小时后取出放室温，次日观察结果。变异的菌株在溶液内出现凝集颗粒或絮状物；未变异的菌株仍为混浊状态。

玻片法：在清洁无油脂的玻片上滴一滴1∶500的三胜黄素水溶液，取上述菌液一滴或用接种环勾取少许48小时被检菌培养物混匀，立即观察结果。如迅速出现明显的絮状物或凝集颗粒即表明细菌发生变异；在 2~3 分钟无凝集现象即为阴性反应。

操作时应注意所涂菌量不可太多，以免菌液过浓，影响观察结果。

在配制和使用三胜黄素水溶液时应注意三胜黄素不易溶于水，配制时可放温箱中以加速溶解。正常的三胜黄素水溶液为浅褐色，但在室温放置过久后容易变质，使颜色变深，呈黄褐色。使用变质的溶液检查细菌可能出现假阳性。已经变质的溶液不能使用。

检查三胜黄素水溶液是否变质的方法是：在干净无油脂的玻片上滴一滴三胜黄素水溶液，再滴一滴生理盐水混匀。如出现凝集颗粒即表示该溶液已经变质，不可再用。因此，配成的三胜黄素水溶液应放冰箱保存，不能在室温放置过久。

②热凝集试验：这个方法是在 1925 年由 Burnet 建议使用。待检菌用生理盐水配成浓度为每毫升 10 亿菌体的悬液。取此菌悬液 2~3 毫升加入中试管中，置 90℃ 水浴中加热。经半小时和一小时各检查一次，然后取出放室温，次日观察结果。如管底出现明显的凝集沉淀即为阳性，表明布鲁氏菌发生变异。

③抗 R 型血清凝集试验：粗糙型（R 型）布鲁氏菌的抗原结构和比例关系发生改变，因而与免疫血清和单相特异性 A 和 M 血清不发生凝集，而与抗粗糙型血型发生凝集。因此，抗 R 型血清凝集试验检查对于确定 R 型布鲁氏菌具有很重要的意义。

在清洁无油脂的玻片上滴一滴抗 R 血清，再用接种环勾取少许待检布鲁氏菌培养物混匀。如出现凝集颗粒即为阳性，表明待检菌为粗糙型布鲁氏菌。

④盐凝集试验：48 小时的待检菌培养物用蒸馏水洗下，配成浓度为 10 亿/毫升的菌悬液，以 0.5 毫升分别与等量的 2%、5% 和 10% 的氯化钠溶液混合，混合液中的氯化钠最终浓度为 1%、2.5% 和 5%。然后将混合液置 56℃ 水浴中加热 24 小时，取出观察结果。如待检菌发生变异，则管底出现凝集现象，但其凝集程度有所不同。如在 1% 盐水中发生凝集则为强阳性（#）；在 2.5% 盐水中出现凝集为阳性（++）；在 5% 盐水中出现凝集为弱阳性（+）。

⑤碱性复红凝集试验：取上述用蒸馏水配制的菌悬液 0.5 毫升与等量的 0.1% 的碱性复红溶液混合。置 37℃ 温箱中 2 小时观察初步结果，取出置室温于 24 小时后再判定最后结果。如管底出现絮状沉淀表示细菌发生变异。

⑥斜光镜检查法（或称直接观察法）：这是由 Henry（1933 年）推荐的用倾斜折光检查的方法。检查时需用以下用具：一只带有毛面聚光镜的显微镜灯；一架低倍实物显微镜及透明玻璃载物台；一只小的圆开凹面反光镜（可摘自普通显微镜载物台下方的反光镜）。

检查时，将凹面反光镜置于显微镜灯与实物显微镜之间，打开待检菌的琼脂平皿将其放在玻璃载物台上。放的位置要适宜，使灯光聚合在反光镜表面，以 45 度角度反射至琼脂平面。所用的培养基应不含颜色及不透明的物质。

结果判定：琼脂平皿一般在 37℃ 温箱中培养 4 天进行检查。光滑型菌落一般较小，圆形，闪光，呈蓝色或蓝绿色。粗糙型菌落表面呈干燥颗粒状，为黄白色。黏液型菌落可能透明，呈灰白色，但有特殊的黏性。中间型菌落最不易辨认，它处于光滑型和粗糙型之间，即较光滑型稍不透明而略呈现颗粒状。

⑦菌落的结晶紫色检查法：此法是由 White 和 Wilson（1951 年）提出的，可作为鉴别 S 型和 R 型菌落的一种方法。

染色液的配制：甲液为结晶紫 2 克，用 20 毫升无水乙醇溶解。乙液为草酸铵 0.8 克，用 80 毫升蒸馏水溶解。把甲液、乙液混合，即为贮备液。使用前用蒸馏水按 1：20～1：40 比例稀释，即为工作液。

检查方法：取培养 96 小时有布鲁氏菌琼脂平面，选菌落分散或单个集落的部位，滴上配好的结晶紫染色液，使其摇匀分布。经 15～20 秒之后，将多余的染色液吸出，倾入消毒器皿内，然后用肉眼或显微镜观察结果。光滑型菌落呈绿或黄绿色，而粗糙型菌落则呈红、蓝、紫等不同的颜色。

（4）简要评价：三胜黄素试验法简单、敏感，布鲁氏菌有轻度变异时，用此法检查即出现阳性结果。因此，一般选用三胜黄素玻片法进行检查，如为阴性或轻度阳性，可不再用其他方法检查。如为阳性可再用热凝集试验检查。热凝集试验不敏感，需细菌发生深刻变异时才能出现阳性结果。盐凝集和复红凝集试验不常使用。

当待检菌用免疫血清和 A、M 单相血清检查不凝集而三胜黄素、热凝集试验检查强阳性时，可用抗 R 血清检查，以确定待检菌是否为粗糙型布鲁氏菌。

无论是进行菌株种、型鉴定还是变异性检查，每次试验均应设有参考菌株和对照样品，以保障试验操作获得结果的可靠性。

在布鲁氏菌属标准株的种、型鉴别特征表（见表 3 - 7）中列出国际布鲁氏菌病专家委员会推荐的标准对照参考菌株，除此外还可以采用国内分离到的已知种和生物型特征菌种作为菌种鉴定的参考菌株。

表 3 – 7　布氏菌属标准株的种、型鉴别特征表

种	生物型	参考菌株	噬菌体裂解		CO$_2$需要	H$_2$S产生	在染料培养基上生长*					单因子血清		R 血清	尿素酶活性测定	主要贮存宿主
			RTD	10^4 × RTD			碱性复红		硫堇			血清				
							I	II	I	II	III	A	M			
羊种	1	16M	-	-	-	-	+	+	-	+	+	-	+	-	>120 分钟	绵羊、山羊
	2	62/9	-	-	-	-	+	+	-	+	+	+	-	-	>120 分钟	绵羊、山羊
	3	Ether	-	-	-	-	+	+	-	+	+	+	+	-	>120 分钟	绵羊、山羊
牛种	1	544A	+	+	+ (-)	+	+	+	-	-	-	+	-	-	60 - 120 分钟	牛
	2	86/8/59	+	+	+ (-)	+	-	+	-	-	-	+	-	-	60 - 120 分钟	牛
	3	Tulya	+	+	+ (-)	+	+	+	+	+	-	+	-	-	60 - 120 分钟	牛
	4	292	+	+	+ (-)	+	+	+	-	-	-	-	+	-	60 - 120 分钟	牛
	5	B3196	+	+	+ (-)	-	+	+	+	+	+	-	+	-	60 - 120 分钟	牛
	6	870	+	+	-	-	+	+	+	+	+	+	-	-	60 - 120 分钟	牛
	7	63/75	+	+	-	- (+)	+	+	+	+	+	+	+	-	60 - 120 分钟	牛
	8	N. A	+	+	+	-	+	+	+	+	+	-	+	-	60 - 120 分钟	牛
	9	C68	+	+	-	+	+	+	+	+	+	+	+	-	60 - 120 分钟	牛

（续表）

种	生物型	参考菌株	噬菌体裂解		CO₂需要	H₂S产生	在染料培养基上长*					单因子血清		R血清	尿素酶活性测定	主要贮存宿主
			RTD	$10^4 \times$ RTD			碱性复红		硫堇			A	M			
							Ⅰ	Ⅱ	Ⅰ	Ⅱ	Ⅲ					
猪种	1	1330S	-	+	-	+	-	-	+	+	+	+	-	-	30分钟内	猪
	2	Thomsen	-	+	-	-	-	-	-	+	+	+	-	-	30分钟内	猪，野兔
	3	686	-	+	-	-	+	+	-	+	+	+	-	-	30分钟内	猪
	4	40	-	+	-	-	+	+	+	+	+	+	+	-	30分钟内	驯鹿
沙林鼠种		5K33	-	+	+	+	-	-	+	+	+	+	-	+	30分钟内	沙林鼠
绵羊附睾种		63/290	-	-	-	-	+	+	+	+	+	-	-	+	（-）	绵羊（牡羊）
犬种		RM6/66	-	-	-	-	-	-	+	+	+	-	-	+	30分钟内	狗

* 染料培养基中的浓度是：（Ⅰ）1：25000，（Ⅱ）1：50000，（Ⅲ）1：100000，若用其他培养基作试验，染料可以改用其他浓度，在判定结果时，必须有参考菌株作对照。

（三）广东省布鲁氏菌菌株的分离、鉴定与种、型特点

1. 动物间布鲁氏菌菌株的分离、鉴定与种、型特点

（1）分离材料选择：分别采集血清学反应为阳性病畜，取其流产胎儿胃液、母猪阴道分泌物、公猪精液、病人血液。扑杀阳性牲畜取其脏器，如脾、淋巴结、公猪睾丸等。

（2）分离方法：

①采用胰蛋白胨或土豆培养基直接培养，为了减少病料污染每100毫升培养基加入放线酮10毫克、万古霉素2500单位和多粘菌素600单位等。

② 通过天竺鼠增菌培养，取病料 10^{-1} 生理盐水悬液皮下接种 1～2毫升，饲养观察 20～30 天，采血作虎红卡片检查，为阳性者扑杀，取其淋巴结、肝、脾等直接培养。

以上两法培养48 小时至 15 天，若有可疑菌落者，用其菌落作阳性血清平板凝集反应，阳性者再作纯培养，后待进一步鉴定。

（3）鉴定方法：菌株鉴定需用标准菌株对照，这由中国兽药监察所或北京流行病防治研究所提供，将分离出布鲁氏菌菌株与布鲁氏菌标准阳性血清作玻璃凝集反应，若属阳性则与标准菌同时进入尿素酶作活性试验、硫化氢（H_2S）产生试验、染料抑制试验（硫堇，复红，A、M 单项血清因子和 Tb 噬菌体裂解等试验）（见表 3 - 8）。

表3-8　布氏菌菌种鉴定表

鉴定日期：1985年9月—1993年12月

菌株	尿素	H₂S	染料 硫堇 1/2.5万	硫堇 1/5万	硫堇 1/10万	复红 1/2.5万	复红 1/5万	复红 1/10万	Tb噬菌体 10⁻⁴RTD	Tb噬菌体 RTD	因子血清 M	因子血清 A	阳性血清	备注
16M	48小时	-	+	+	+		+	+	-	-	+	-	+	中监所提供
19A	36小时	+	-	-	-		+	+	+	+	-	+	+	中监所提供
1330S	12小时	+	+	+	+		-	-	+	-	-	+	+	中监所提供
12	15分钟	-	+	+	+		+	-	+	+	+	+	+	中监所提供
SⅡ	10小时	-	-	+	+		-	-	+	-	+	+	+	中监所提供
M104		-	-	-	-		+	+	+	+	+	+	+	中监所提供
粤1	20分钟	-	+	+	+		+	+	+	-	-	+	+	冻干存35号
粤2	20分钟	-	+	+	+		+	+	+	-	-	+	+	冻干存41号
粤3	20分钟	-	+	+	+		+	+	+	-	-	+	+	冻干存39号
粤4	20分钟	-	+	+	+		+	+	+	-	-	+	+	冻干存37号

（续表）

菌株	尿素	H₂S	染料						Tb 噬菌体		因子血清		阳性血清	备注
			硫堇			复红			10^{-4} RTD	RTD	M	A		
			1/2.5万	1/5万	1/10万	1/2.5万	1/5万	1/10万						
粤5	15分钟	-	+	+	+		+	+	+	-	-	+	+	
粤6	15分钟	-	+	+	+		+	+	+	-	-	+	+	威汉君带回中监所
粤7	20分钟	-	+	+	+		+	+	+	-	-	+	+	
粤8	25分钟	-	+	+	+		+	+	+	-	-	+	+	
粤9	10分钟	-	+	+	+	+	+	+	+	-	-	+	+	冻干存37号
粤10	10分钟	-	+	+	+	+	+	+	+	-	-	+	+	
粤11	15分钟	-	+	+	+	+	+	+	+	-	-	+	+	
粤12	20分钟	-	+	+	+	+	+	+	+	-	-	+	+	冻干存38号
粤13	15分钟	-	+	+	+	+	+	+	+	-	-	+	+	
粤14	15分钟	-	+	+	+	+	+	+	+	-	-	+	+	
粤15	15分钟	-	+	+	+	+	+	+	+	-	-	+	+	冻干存36号
粤16	30分钟	-	+	+	+	+	+	+	+	-	-	+	+	冻干存34号

（续表）

菌株	尿素	H$_2$S	染料 硫堇 1/2.5万	硫堇 1/5万	硫堇 1/10万	复红 1/2.5万	复红 1/5万	复红 1/10万	Tb噬菌体 10^{-4}RTD	RTD	因子血清 M	因子血清 A	阳性血清	备注
粤17	15分钟	-	+	+	+		+	+	+	-	-	+	+	SⅢ
粤18	20分钟	-	+	+	+		+	+	+	-	-	+	+	冻干存32号
粤19	20分钟	-	+	+	+		+	+	+	-	-	+	+	冻干存33号
粤20	20分钟	-	+	+	+		+	+	+	-	-	+	+	SⅢ
粤21	20分钟	-	+	+	+		+	+	+	-	-	+	+	SⅢ
粤22	20分钟	-	+	+	+		+	+	+	-	-	+	+	冻干存22号
粤23	20分钟	-	+	-	+		+	+	+	-	-	+	+	冻干存18号
粤24	15分钟	-	+	-	+		+	+	+	-	-	+	+	SⅢ冻干10号
粤25	15分钟	-	+	+	+		+	+	+	-	-	+	+	SⅢ冻干11号
粤26	15分钟	-	+	+	+		+	+	+	-	-	+	+	SⅢ冻干12号
粤27	15分钟	-	+	+	+		+	+	+	-	-	+	+	SⅢ冻干13号
粤28	15分钟	-	+	+	+		+	+	+	-	-	+	+	SⅢ冻干15号

（续表）

菌株	尿素	H₂S	染料						Tb噬菌体		因子血清		阳性血清	备注
			硫堇			复红			10^{-4} RTD	RTD	M	A		
			1/2.5万	1/5万	1/10万	1/2.5万	1/5万	1/10万						
粤29	15分钟	-	+	+	+		+	+	+	-	-	+	+	SⅢ冻干16号
粤30	15分钟	-	+	+	+		+	+	+	-	-	+	+	SⅢ冻干17号
粤31	15分钟	-	+	+	+		+	+	+	-	-	+	+	SⅢ冻干10号
粤32	15分钟	-	+	+	+		+	+	+	-	-	+	+	中监所带回
粤33	15分钟	-	+	+	+		+	+	+	-	-	+	+	SⅢ冻干9号
粤34	15分钟	-	+	+	+		+	+	+	-	-	+	+	SⅢ冻干4号
粤35	15分钟	-	+	+	+		+	+	+	-	-	+	+	SⅢ冻干4号
粤36	15分钟	-	+	+	+		+	+	+	-	-	+	+	SⅢ冻干30号
粤37	15分钟	-	+	+	+		+	+	+	-	-		+	SⅢ冻干2号
粤38	15分钟	-	+	+	+		+	+	+	-	-	+	+	SⅢ冻干5号
粤39	15分钟	-	+	+	+		+	+	+	-	-	+	+	SⅢ冻干6号
粤40	15分钟	-	+	+	+		+	+	+	-	-	+	+	SⅢ冻干7号

（续表）

菌株	尿素	H$_2$S	染料 硫堇 1/2.5万	硫堇 1/5万	硫堇 1/10万	复红 1/2.5万	复红 1/5万	复红 1/10万	Tb噬菌体 10^{-4}RTD	Tb噬菌体 RTD	因子血清 M	因子血清 A	阳性血清	备注
粤41	15分钟	−	+	+	+		+	+	+	−	−	+	+	SⅢ冻干8号
粤42	15分钟	−	+	+	+		+	+	+	−	−	+	+	SⅢ
粤43	20分钟	−	+	+	+		+	+	+	−	−	+	+	SⅢ
粤44	25分钟	−	+	+	+		+	+	+	−	−	+	+	SⅢ
粤45	30分钟	−	+	+	+		+	+	+	−	−	+	+	SⅢ冻干24号
粤46	20分钟	−	+	+	+		+	+	+	−	−	+	+	SⅢ冻干26号
粤47	20分钟	−	+	+	+		+	+	+	−	−	+	+	SⅢ冻干22号
粤48	20分钟	−	+	+	+		+	+	+	−	−	+	+	SⅢ冻干27号
粤49	25分钟	−	+	+	+		+	+	+	−	−	+	+	SⅢ冻干20号
粤50	15分钟	−	+	+	+		+	+	+	−	−	+	+	SⅢ冻干25号
粤51	15分钟	−	+	+	+		+	+	+	−	−	+	+	SⅢ冻干23号
粤52	15分钟	−	+	+	+		+	+	+	−	−	+	+	SⅢ冻干21号

（续表）

菌株	尿素	H$_2$S	硫堇 1/2.5万	硫堇 1/5万	硫堇 1/10万	复红 1/2.5万	复红 1/5万	复红 1/10万	Tb噬菌体 10^{-4}RTD	Tb噬菌体 RTD	因子血清 M	因子血清 A	阳性血清	备注
粤53	15分钟	-	+	+	+		+	+	+	-	-	+	+	SⅢ冻干29号
粤54														SⅢ从北京流研所带回
粤55														
粤56	15分钟	-	+	+	+		+	+	+	-	-	+	+	SⅢ
粤57	15分钟	-	+	+	+		+	+	+	-	-	+	+	SⅢ
粤58	15分钟	-	+	+	+		+	+	+	-	-	+	+	SⅢ
粤59	15分钟	-	+	+	+		+	+	+	-	-	+	+	SⅢ
粤60	15分钟	-	+	+	+		+	+	+	-	-	+	+	SⅢ
粤61	15分钟	-	+	+	+		+	+	+	-	-	+	+	SⅢ
粤62	15分钟	-	+	+	+		+	+	+	-	-	+	+	SⅢ
粤63	15分钟	-	+	+	+		+	+	+	-	-	+	+	SⅢ
粤64	15分钟	-	+	+	+		+	+	+	-	-	+	+	SⅢ

（续表）

菌株	尿素	H₂S	硫堇 1/2.5万	硫堇 1/5万	硫堇 1/10万	复红 1/2.5万	复红 1/5万	复红 1/10万	Tb噬菌体 10^{-4}RTD	Tb噬菌体 RTD	因子血清 M	因子血清 A	阳性血清	备注
粤65	15分钟	-	+	+	+		+	+	+	-	-	+	+	SⅢ
粤66	15分钟	-	+	+	+		+	+	+	-	-	+	+	SⅢ
粤67	15分钟	-	+	+	+		+	+	+	-	-	+	+	SⅢ
粤68	15分钟	-	+	+	+		+	+	+	-	-	+	+	SⅢ
粤69	15分钟	-	+	+	+		+	+	+	-	-	+	+	SⅢ
粤70	15分钟	-	+	+	+		+	+	+	-	-	+	+	SⅢ
粤71	10分钟	-	+	+	+		+	+	+	-	-	+	+	SⅢ
粤72	20分钟	-	+	+	+		+	+	+	-	-	+	+	SⅢ
粤73	20分钟	-	+	+	+		+	+	+	-	-	+	+	SⅢ
粤74	20分钟	-	+	+	+		+	+	+	-	-	+	+	SⅢ
粤75	15分钟	-	+	+	+		+	+	+	-	-	+	+	SⅢ
粤76	15分钟	-	+	+	+	+	+	+	+	-	-	+	+	SⅢ

（续表）

菌株	尿素	H₂S	染料						Tb噬菌体		因子血清		阳性血清	备注
			硫堇			复红			10^{-4}RTD	RTD	M	A		
			1/2.5万	1/5万	1/10万	1/2.5万	1/5万	1/10万						
粤77	20分钟	-	+	+	+		+	+	+	-	-	+	+	SⅢ
粤78	20分钟	-	+	+	+		+	+	+	-	-	+	+	SⅢ
粤79	20分钟	-	+	+	+		+	+	+	-	-	+	+	SⅢ
粤80	20分钟	-	+	+	+		+	+	+	-	-	+	+	SⅢ
粤81	20分钟	-	+	+	+		+	+	+	-	-	+	+	SⅢ
粤82	15分钟	-	+	+	+		+	+	+	-	-	+	+	SⅢ
粤83	15分钟	-	+	+	+		+	+	+	-	-	+	+	SⅢ
粤84	15分钟	-	+	+	+		+	+	+	-	-	+	+	SⅢ
粤85	15分钟	-	+	+	+		+	+	+	-	-	+	+	SⅢ
粤86	15分钟	-	+	+	+		+	+	+	-	-	+	+	SⅢ
粤87	15分钟	-	+	+	+		+	+	+	+	-	-	+	+	SⅢ
粤88	15分钟	-	+	+	+		+	+	+	+	-	-	+	+	SⅢ

（续表）

菌株	尿素	H₂S	硫堇 1/2.5万	硫堇 1/5万	硫堇 1/10万	复红 1/2.5万	复红 1/5万	复红 1/10万	Tb噬菌体 10^{-4}RTD	Tb噬菌体 RTD	因子血清 M	因子血清 A	阳性血清	备注
粤89	15分钟	-	+	+	+		+	+	+	-	-	+	+	SⅢ
粤90	15分钟	-	+	+	+		+	+	+	-	-	+	+	SⅢ
粤91	15分钟	-	+	+	+		+	+	+	-	-	+	+	SⅢ
粤92	15分钟	-	+	+	+		+	+	+	-	-	+	+	SⅢ
粤93	15分钟	-	+	+	+		+	+	+	-	-	+	+	SⅢ
粤94	15分钟	-	+	+	+		+	+	+	-	-	+	+	SⅢ
粤95	15分钟	-	+	+	+		+	+		-	-	+	+	SⅢ
粤96	15分钟	-	+	+	+		+	+		-	-	+	+	SⅢ
粤97	15分钟	-	+	+	+		+	+		-	-	+	+	SⅢ
粤98	15分钟	-	+	+	+		+	+		-	-	+	+	SⅢ
粤99	15分钟	-	+	+	+		+	+		-	-	+	+	SⅢ
粤100	15分钟	-	+	+	+		+	+		-	-	+	+	SⅢ

（续表）

菌株	尿素	H₂S	硫堇 1/2.5万	硫堇 1/5万	硫堇 1/10万	复红 1/2.5万	复红 1/5万	复红 1/10万	Tb噬菌体 10^{-4} RTD	Tb噬菌体 RTD	因子血清 M	因子血清 A	阳性血清	备注
粤101	15分钟	-	+	+	+		+	+		-	-	+	+	SⅢ
粤102	15分钟	-	+	+	+		+	+		-	-	+	+	SⅢ
粤103	15分钟	-	+	+	+		+	+			-	+	+	SⅢ
粤104	15分钟	-	+	+	+		+	+		-	-	+	+	SⅢ
粤105	15分钟	-	+	+	+		+	+			-	+	+	SⅢ
粤106	15分钟	-	+	+	+		+	+			-	+	+	SⅢ
粤107	15分钟	-	+	+	+		+	+		-	-	+	+	SⅢ
粤108	15分钟	-	+	+	+		+	+			-	+	+	SⅢ
粤109	15分钟	-	+	+	+		+	+			-	+	+	SⅢ
粤110	15分钟	-	+	+	+		+	+			-	+	+	SⅢ
粤111	15分钟	-	+	+	+		+	+			-	+	+	SⅢ
粤112	15分钟	-	+	+	+		+	+		-	-	+	+	SⅢ

（续表）

菌株	尿素	H₂S	硫堇 1/2.5万	硫堇 1/5万	硫堇 1/10万	复红 1/2.5万	复红 1/5万	复红 1/10万	Tb噬菌体 10^{-4}RTD	Tb噬菌体 RTD	因子血清 M	因子血清 A	阳性血清	备注
粤113	15分钟	-	+	+	+		+	+		-	-	+	+	SⅢ
粤114	15分钟	-	+	+	+		+	+		-	-	+	+	SⅢ
粤115	15分钟	-	+	+	+		+	+		-	-	+	+	SⅢ
粤116	15分钟	-	+	+	+		+	+		-	-	+	+	SⅢ
粤117	15分钟	-	+	+	+		+	+		-	-	+	+	SⅢ
粤118	15分钟	-	+	+	+		+	+		-	-	+	+	SⅢ
粤119	15分钟	-	+	+	+		+	+		-	-	+	+	SⅢ
粤120	15分钟	-	+	+	+		+	+		-	-	+	+	SⅢ
粤121	20分钟	-	+	+	+		+	+		-	-	+	+	SⅢ
粤122	20分钟	-	+	+	+		+	+		-	-	+	+	SⅢ
粤123	20分钟	-	+	+	+		+	+		-	-	+	+	SⅢ
粤124	20分钟	-	+	+	+		+	+		-	-	+	+	SⅢ

（续表）

菌株	尿素	H₂S	硫堇 1/2.5万	硫堇 1/5万	硫堇 1/10万	复红 1/2.5万	复红 1/5万	复红 1/10万	Tb噬菌体 10⁻⁴RTD	Tb噬菌体 RTD	因子血清 M	因子血清 A	阳性血清	备注
粤125	20分钟	-	+	+	+		+	+		-	-	+	+	SⅢ
粤126	20分钟	-	+	+	+		+	+		-	-	+	+	SⅢ
粤127	20分钟	-	+	+	+		+	+		-	-	+	+	SⅢ
粤128	20分钟	-	+	+	+		+	+		-	-	+	+	SⅢ
粤129	20分钟	-	+	+	+		+	+		-	-	+	+	SⅢ
粤130	20分钟	-	+	+	+		+	+		-	-	+	+	SⅢ
粤131	20分钟	-	+	+	+		+	+		-	-	+	+	SⅢ

注：犬种鉴定由北京流行病研究所鉴定。1978年前分离的菌株和在海南分离的菌株鉴定未列入此表。

（4）分离与鉴定的结果：从535份检材中分离出布鲁氏菌135株（海南、广东省卫生防疫站分离的菌株数未计入此数），其中从341份母猪阴道分泌物中分离出64株，出菌率18％，从13份阳性公猪精液中分离出8株，出菌率61.5％，从10份流产胎儿胃液中分离出布鲁氏菌10株，出菌率100％；扑杀161头猪（公母猪为主）取其脏器如肝脾、淋、睾丸等分离布鲁氏菌45株，出菌率27.95％（其中从上市肉猪中抽检104份用补体结合反应检验呈阳性反应4份，并从淋巴结检出菌1株）；从6位饲养员血液中分离出布鲁氏菌4株（其中1名女配种员流产），出菌率66％；从4份犬内脏分离布鲁氏菌4株，出菌率100％。合计535份检材分离出菌135株，菌株经鉴定属猪种第Ⅲ生物型128株，占94.8％；属犬种布鲁氏菌（R）3株，占2.22％；从猪体内分离猪种第Ⅲ生物型布鲁氏菌123株，占91.1％；从饲养员血液中分离出猪种第Ⅲ生物型布鲁氏菌4株，占2.96％；从犬内脏分离猪种第Ⅲ型布鲁氏菌1株，占0.74％。这说明，广东省猪种布菌病流行是人、猪、犬同源性的，另外犬还存在犬种（R）（见表3-9）。

表 3 - 9　布氏菌病原分离统计表

年份	单位、场、站	畜种	检　材	被检份数	出菌数	菌种（型）	菌株编号	检查单位	保存单位
1985	增城县	猪	阴道分泌物	11	4	猪Ⅲ型	18－21	广东省兽医防疫检疫站	冻干、中国兽药监察所
1985	开平县马冈	猪	公猪精液	1	1	猪Ⅲ型	22	广东省兽医防疫检疫站	冻干、中国兽药监察所
1986	开平县马冈	猪	睾丸	2	2	猪Ⅲ型	23－24	广东省兽医防疫检疫站	冻干、中国兽药监察所
1986	增城县	肉猪	淋巴结	104	1	猪Ⅲ型	25	中国兽药监察所、广东省兽医防疫检疫站	冻干、中国兽药监察所
1986	增城县	猪	公猪精液	4	2	猪Ⅲ型	26－27	中国兽药监察所、广东省兽医防疫检疫站	冻干、中国兽药监察所
1986	开平县马冈	犬	淋巴结	1	1	猪Ⅲ型	28	广东省兽医防疫检疫站	冻干、广东省兽医防疫检疫站
1986	开平县马冈	犬	淋巴结	3	3	犬，R	29－31	流行病研究防治所、广东省兽医防疫检疫站	冻干、广东省兽医防治所
1986	东莞黄旗场	猪	阴道分泌物	10	1	猪Ⅲ型	32	广东省兽医防疫检疫站	冻干、广东省兽医防疫检疫站
1986	东莞黄旗场	猪	胎儿胃液	1	1	猪Ⅲ型	33	广东省兽医防疫检疫站	冻干、广东省兽医防疫检疫站
1986	斗门白蕉猪场	猪	阴道分泌物	20	3	猪Ⅲ型	34－36	广东省兽医防疫检疫站	冻干、广东省兽医防疫检疫站
1986	东莞黄旗场	猪	阴道分泌物	36	6	猪Ⅲ型	37－42	广东省兽医防疫检疫站	冻干、广东省兽医防疫检疫站

（续表）

年份	单位、场、站	畜种	检材	被检份数	出菌数	菌种（型）	菌株编号	检查单位	保存单位
1986	开平县	猪	脾、淋巴结	5	3	猪Ⅲ型	43-45	流行病研究防治所、广东省兽医防检站	流行病研究防治所、广东省兽医防检站
1986	开平县	猪	阴道分泌物	15	1	猪Ⅲ型	46	流行病研究防治所、广东省兽医防检站	流行病研究防治所、广东省兽医防检站
1987	东莞苏坑村	猪	阴道分泌物	3	1	猪Ⅲ型	47	广东省兽医防检站	无保存
1985	顺德桂州场	配种员	血液	2	1	猪Ⅲ型	48	中国兽药监察所、广东省兽医防检站	冻干、广东省兽医防检站
1987	斗门红旗华侨场	猪	阴道分泌物	57	11	猪Ⅲ型	49-59	广东省兽医防检站	冻干、广东省兽医防检站
1987	开平月山	猪	阴道分泌物	15	1	猪Ⅲ型	60	中国预防医学中心流研所	冻干、广东省兽医防检站
1987	开平苍城	猪	淋巴结	1	1	猪Ⅲ型	61	广东省兽医防检站	冻干、广东省兽医防检站
1988	湛江金星农垦场	猪	睾丸、淋巴结等	2	2	猪Ⅲ型	62-63	广东省兽医防检站	冻干、广东省兽医防检站
1988	湛江金星农垦场	猪	阴道分泌物	39	6	猪Ⅲ型	64-69	广东省兽医防检站	冻干、广东省兽医防检站
1988	广州登峰场	猪	阴道分泌物	13	1	猪Ⅲ型	70	广东省兽医防检站	冻干、广东省兽医防检站
1988	广州登峰场	猪	精液	3	1	猪Ⅲ型	71	广东省兽医防检站	冻干、广东省兽医防检站

（续表）

年份	单位、场、站	畜种	检材	被检份数	出菌数	菌种（型）	菌株编号	检查单位	保存单位
1988	广州登峰场	猪	阴道分泌物	10	1	猪Ⅲ型	72	广东省兽医防疫检疫站	无保存
1988	广州登峰场	猪	精液	1	1	猪Ⅲ型	73	广东省兽医防疫检疫站	冻干、广东省兽医防疫检疫站
1988	广州登峰场	猪	阴道分泌物	27	7	猪Ⅲ型	74－80	广东省兽医防疫检疫站	冻干、广东省兽医防疫检疫站
1988	广州登峰场	配种员	血液	2	1	猪Ⅲ型	81	广东省兽医防疫检疫站	冻干、广东省兽医防疫检疫站
1988	台山海宴华侨场	猪	胎儿、胃液	2	2	猪Ⅲ型	82－83	广东省兽医防疫检疫站	冻干、广东省兽医防疫检疫站
1989	广州钟落潭场	猪	淋巴精液、胎儿	1	1	猪Ⅲ型	84	广东省兽医防疫检疫站	冻干、广东省兽医防疫检疫站
1989	广州钟落潭场	配种员	血液	2	2	猪Ⅲ型	85－86	流行病研究防治所、广东省兽医防检站	冻干、中国预防医学中心流研所
1989	珠海富塘外贸场	猪	胎儿、胃液	3	3	猪Ⅲ型	87－89	广东省兽医防疫检疫站	冻干、广东省兽医防疫检疫站
1989	阳东县	猪	淋巴结	1	1	猪Ⅲ型	90	广东省兽医防疫检疫站	冻干、广东省兽医防疫检疫站
1989	阳东县	猪	精液	1	1	猪Ⅲ型	91	广东省兽医防疫检疫站	冻干、广东省兽医防疫检疫站
1989	开平水口	猪	淋巴结	1	1	猪Ⅲ型	92	广东省兽医防疫检疫站	冻干、广东省兽医防疫检疫站
1989	广州钟落潭场	猪	淋巴结	1	1	猪Ⅲ型	93	广东省兽医防疫检疫站	冻干、广东省兽医防疫检疫站
1989	广州登峰场	猪	胎儿、胃液	1	1	猪Ⅲ型	94	广东省兽医防疫检疫站	冻干、广东省兽医防疫检疫站
1989	广州增城	猪	睾丸	1	1	猪Ⅲ型	95	广东省兽医防疫检疫站	冻干、广东省兽医防疫检疫站

（续表）

年份	单位、场、站	畜种	检材	被检份数	出菌数	菌种（型）	菌株编号	检查单位	保存单位
1989	广州钟落潭场	猪	胎儿、胃液	1	1	猪Ⅲ型	96	广东省兽医防检疫站	冻干、广东省兽医防检疫站
1988	广州登峰场	猪	胎儿、胃液	1	1	猪Ⅲ型	97	广东省兽医防检疫站	冻干、广东省兽医防检疫站
1990	广州登峰场	猪	阴道分泌物	6	1	猪Ⅲ型	98	广东省兽医防检疫站	无冻干保存
1990	广州钟落潭场	猪	卵巢	1	1	猪Ⅲ型	99	广东省兽医防检疫站	无冻干保存
1990	广州增城	猪	睾丸	35	26	猪Ⅲ型	100-125	广东省兽医防检疫站	无冻干保存
1990	珠江华侨场	猪	阴道分泌物	27	8	猪Ⅲ型	126-133	广东省兽医防检疫站	无冻干保存
1990	珠江华侨场	猪	精液	2	1	猪Ⅲ型	134	广东省兽医防检疫站	无冻干保存
1990	东莞	猪	睾丸、淋巴结	3	1	猪Ⅲ型	135	广东省兽医防检疫站	无冻干保存
1990	汕头西港场	猪	阴道分泌物	11	4	猪Ⅲ型	136-139	广东省兽医防检疫站	无冻干保存
1992	肇庆鼎湖场	猪	阴道分泌物	25	3	猪Ⅲ型	140-142	广东省兽医防检疫站	无冻干保存
1992	肇庆鼎湖场	猪	精液	1	1	猪Ⅲ型	143	广东省兽医防检疫站	无冻干保存
1992	广州市石井场	猪	阴道分泌物	3	1	猪Ⅲ型	144	广东省兽医防检疫站	无冻干保存
1993	新会天马场	猪	阴道分泌物	12	4	猪Ⅲ型	145-148	广东省兽医防检疫站	无冻干保存
合计				530	131				

注：考核验波分离及分离不出菌的无列入。

（5）病原分离与鉴定的重要意义：布鲁氏菌病属由于种型较多，它的抗原结构也很复杂，产生的抗体与很多致病菌（如大肠杆菌、沙门氏菌、巴氏杆菌等）都有很强的交叉凝集反应，用血清学来诊断布鲁氏菌病往往会出现误差。为了确切地诊断，分离出布鲁氏菌才能准确判定布鲁氏菌病。另外，由于布鲁氏菌的种和型较多，不同种或同种不同型，它的致病性和流行的规律都有所不同。定出种和型后，根据它不同种和型的特性制定防制措施。广东省流行的大部分是猪种第Ⅲ生物型，这种和型是感染猪发病为主，直接接触也感染人发病，如饲养员、配种员、兽医等；犬因食了发病母猪流产胎儿、胎衣等也感染发病。

十多年来，广东省根据该病流行的特点采取以检疫扑杀病畜消灭传染源为主，口服猪Ⅱ号疫苗免疫为辅的综合性预防措施，收到很好的效果，按部颁标准考核验收，现全省对该病已获得控制。但也不能太乐观，因为目前种畜南北交易频繁，若检疫不严很可能又会出现布病流行，特别是近年来很多人从外地购入大批山羊食用，部分还作繁殖用，这很容易引进羊种布鲁氏菌。

（6）部分菌株毒力测定：采用小白鼠半数致死量（LD50）方法，以菌量致死数字中比较毒力的差异（见表3－10）。

表3－10 猪Ⅲ型菌与对照菌毒力比较（LD_{50}）一览表

菌 号	菌株来源	小 白 鼠		毒力（各项致死量，单位：亿）
		纯	普	
1	月公	C57	－	4.46
3	月公	－	普	13.80
6	水公	－	普	22.36
7	水公	－	普	18.30
月1	月母	－	普	11.00, 11.50, 13.40
月2	月母	－	普	5.63, 16.9

（续表）

菌 号	菌株来源	小 白 鼠		毒力（各项致死量，单位：亿）
		纯	普	
36	坛公	C57	–	2.02
40	流产病人	C57	–	2.56
18	流产猪	–	普	2.56
对照 8605	广西猪	–	普	3.16
对照 S_{12}	北京流研所	–	普	4.25，5.48，5.70
对照 S_2	北京流研所	–	普	22.26
对照 686	北京流研所	C57	普	6.31
对照 1330	北京流研所	–	普	2.00，3.83

从表 3－10 中反映出广东省分离出的菌株有的毒力很强的如 36 号（增城公猪精液分离所得）2.02 亿就可以致死，又如 40 号（顺德流产者分离所得）2.56 亿致死，这比对照标准毒力还要强。

（7）病猪的剖检病理变化：从已培养出菌的病猪中，取病公猪 13 头、病母猪 3 头，进行扑杀剖检，结果腹主、鼠蹊、下颌等淋巴均有水肿出血，其中 7 头肝脏表面有芝麻或绿豆等大小不等的灰白色结节（肉芽肿），9 头脾有小结节，4 头睾丸水肿坏死，8 头睾丸充血，2 头两侧睾丸全坏死呈豆渣样病变。母猪主要卵巢水肿充血，子宫增厚，切片镜检呈慢性网状内皮系统细胞增生，肝脾的肉芽肿内有坏死灶性增生和纤维化。

（8）近年来畜间的抗体水平监测情况：2014 年，农业部门在全省相关地区开展牲畜布鲁氏菌抗体水平监测，共检测奶牛 36621 头，阳性 105 头，阳性率 2.9‰；抽查公猪 23416 头，阳性 5 头，阳性率 0.2‰；抽查羊 6682 头，结果均为阴性。2015 年 4 月 13 日，紫金县畜牧兽医渔业局在紫金县龙窝镇生产可疑羊奶的山羊养殖场采集 43 份山羊的血清标本，经广东省动物疫病预防控制中心检测布鲁氏菌抗体阳性16份，阳性率37.2%。

2. 人间布鲁氏菌菌株的分离、鉴定与种、型特点

人间布病疫情在广东省呈现散在分布和局部地区暴发趋势，既往文献报道，广东省是以猪种3型流行为主，1985年曾从饲养员中分离到4株猪种3型布鲁氏菌。1997年达到控制布病标准，时隔20年后的2005年再次从新发患者分离到菌株，种型转变为羊种3型。近几年，广东省布病疫情出现了反弹，2005—2014年，广东省疾病预防控制中心从各级医疗卫生机构收集了250株布鲁氏菌菌株进行了种、型鉴定。其中羊种占97.2%（243/250），猪种占2.4%（6/250），牛种占0.8%（2/250）；羊种中3型占比最高，达85.2%（207/243）。2005—2009年，均为羊种3型。2010—2014年，其他型别开始出现，羊种1型比例增加较为明显，2014年占比达到21.2%（18/85）。（见图3-3）

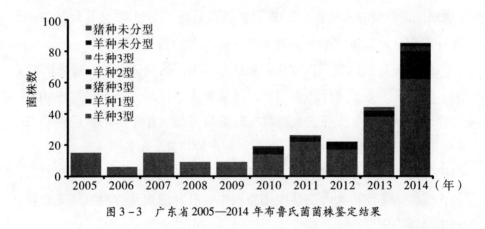

图3-3 广东省2005—2014年布鲁氏菌菌株鉴定结果

三、血清学诊断

（一）动物布病平板凝集试验（PAT）

1. 材料准备

（1）抗原：本方法所用抗原由兽医生物药品厂生产供应，按说明书使用。本抗原为淡蓝色的悬浮液，有凝集者须废弃。使用前充分振荡，并使其温度达到20℃左右。

（2）受检血清：对受检血清的要求与动物布鲁氏菌病试管凝集反应法相同，但在试验前血清须置于温室中，使其温度达到20℃左右。

（3）阴、阳性血清：由兽医生物药品厂生产供应，本方法所用的阴、阳性血清与布鲁氏菌病试管凝集反应法相同。

2. **操作方法**

（1）备一方形洁净的玻璃板，划成25个方格（或更多），横数5格，纵数5格，每格4平方公分，第一列各格写下血清号码。

（2）用0.2毫升灭菌吸管按下列剂量加受检血清任何一行（横格）的各格中：第一格0.08毫升，第二格0.04毫升，第三格0.02毫升，第四格0.01毫升（见表3–11）。

表3–11　加样顺序表

血清号	一格	二格	三格	四格
	血清量（毫升）			
1	0.08	0.04	0.02	0.01
2	0.08	0.04	0.02	0.01
3	0.08	0.04	0.02	0.01
4	0.08	0.04	0.02	0.01

如吸管不多，可于分注每份血清完毕后，在2~3个盛有生理盐水的杯中清洗6次以上，然后用以分注另一份血清。

（3）加布鲁氏菌平板凝集反应抗原0.03毫升于上述各血清量中，并用牙签或细铁丝混匀，每格的血清和抗原，由血清量最小的一格（即第四格）混起。每格血清用一根牙签。用过的牙签要放固定容器内，工作完毕后，集中烧毁。若用细铁丝作混合，每份血清混合完毕后应用酒精棉花擦净，然后再用作另一份的混合。

（4）混匀完毕，将玻璃板置于酒精灯火焰或凝集反应箱上，均匀加温，使达到30℃左右，5～8分钟内记录反应结果。

（5）每次试验用1～2份已知阴性血清和1～2份阳性血清作平板凝集反应，以资对照。

（6）按下列标准用加号记录反应强度：

＋＋＋＋：出现大的凝集片或小的粒状物，液体完全透明，即100%凝集。

＋＋＋：有明显的凝集片，液体几乎完全透明，即75%凝集。

＋＋：有可见的凝集片，液体不甚透明，即50%凝集。

＋：液体混浊，有仅仅可以看出的粒状物，即25%凝集。

－：液体均匀混浊。

（7）平板凝集反应与试管凝集反应的关系：用兽医生物药品厂生产的平板抗原作平板凝集反应时，0.08毫升的血清的反应相当于试管法中的1∶25血清稀释液的反应，0.04毫升的反应相当于1∶50，0.02毫升的反应相当于1∶100，0.01毫升的反应相当于1∶200。

3. **判定**

（1）牛、马、骆驼于0.02毫升的血清量，猪、山羊、绵羊和狗于0.04毫升的血清量，出现两个加号以上凝集现象时，被检血清判定为阳性反应。

（2）牛、马和骆驼于0.04毫升的血清量，猪、山羊、绵羊和狗于0.08毫升的血清量出现两个加号以上凝集现象时，被检血清判定为可疑反应。

（3）可疑反应的牲畜，经3～4周，须重新采血，检验。牛和羊，如果重检时仍为可疑，该畜判定为阳性。猪和马重检时，如果凝集价仍然保持可疑反应水平，而农场中的牲畜没有临床症状和大批阳性反应的患畜出现，该畜血清判定为阴性。

（4）将试验结果通知畜主时，须注明凝集价。通知单样式如表3－12：

表3-12　布鲁氏菌平板凝集反应结果通知单

登记号码		采血日期	年　月　日			畜主姓名	
		收到日期	年　月　日			住　址	
通知号码							
		检验日期	年　月　日				
畜别	畜号	血　清　凝　集　价				判定	备考
		0.08 (1:25)	0.04 (1:50)	0:02 (1:100)	0.01 (1:200)		

检疫机关：　　　　　　　检疫员：　　　　　　年　月　日

（二）人布病平板凝集试验（PAT）

1. 器材及试剂

赫德逊凹玻板或一块清洁无油脂玻璃板，平板凝集抗原，被检血清，已知阴、阳性血清，0.2毫升吸管或微量加样器，牙签或细铁丝。

2. 操作方法

（1）备方形洁净的玻璃板，划成25个方格，横数5格，纵数5格，第一列各格写下血清号码。

（2）用0.2毫升吸管按下列剂量加受检血清于任何一行的各格中：第一格0.08毫升，第二格0.04毫升，第三格0.02毫升，第四格0.01毫升。

（3）加平板凝集抗原0.03毫升于各血清格中，用牙签或细铁丝混合，由血清量最小的格混起，每份血清用一根牙签混合即可，用后烧毁。若用细铁丝混合时，每份血清混合后用酒精棉球擦净，然后再用作另一份血清。

（4）混匀后将玻璃板置于酒精灯火焰或凝集反应箱上，均匀加温，使其达到30℃左右，5分钟内记录反应结果。

（5）每次试验用阴、阳性血清各一份作对照。

（6）按下列标准用加号记录反应强度：

＋＋＋＋：出现大的凝集片或小的粒状物，液体完全透明，100%凝集。

＋＋＋：有明显的凝集片，液体几乎完全透明，75%凝集。

＋＋：有可见的凝集片，液体不甚透明，50%凝集。

＋：液体混浊，只有少量粒状物，25%凝集。

－：液体均匀混浊。

（7）平板凝集反应与试管凝集反应的关系：0.08毫升血清量出现凝集相当于试管法1∶25的血清稀释度，0.04毫升相当于1∶50，0.02毫升相当于1∶100，0.01毫升 相当于1∶200。

3. **判定**

人血清0.02毫升出现两个加号及以上凝集程度判为阳性，0.04毫升出现两个加号及以上凝集程度判为可疑。

（三）虎红平板凝集试验（RBPT）

1. 器材及试剂

清洁脱脂玻片或有凹型孔的玻片，0.1毫升吸管或微量加样器，牙签或细铁丝，虎红平板凝集抗原，被检血清。

2. 操作方法

在玻片上加0.03毫升被检血清，然后加入虎红平板抗原0.03毫升，摇匀或用牙签混匀，在5分钟内判定结果。

3. 判定

判定凝集程度（－至＋＋＋＋）同平板凝集反应；亦可只分为（＋）阳性、（－）阴性两类。

此法操作简便、容易判别，但由于它反应敏感，容易出现非特异性反应，故只能作初筛，确诊还是用补体结合试验或利凡诺尔试验。

（四）动物布病试管凝集试验（SAT）

1. 材料准备

（1）抗原：由兽医生物药品厂生产供应，本抗原是将布鲁氏菌死菌体悬浮于0.5%石灰酸生理盐水中制成。静置时上层为清亮无色的液体或略呈灰白色液体，瓶底有菌体沉淀，使用时须充分摇匀。中国的抗原是国际标准阳性血清标定制造的，抗原的1:20稀释液对国际标准阳性血清凝集价格为1:1000（++）。使用时用0.5%苯酚生理盐水作1:20稀释。长霉或出现凝集块的抗原不能应用。

（2）受检血清：受检血清必须新鲜，无明显蛋白凝固，无溶血现象和无腐败气味。加入防腐剂的血清自采血之日算起，最迟于15日内检验。

（3）阳性血清：由兽医生物药品厂生产供应，通常取自人工免疫的动物，但也可从送检血清中选取其凝集价最好不低于1:800。

（4）阴性血清：由兽医生物药品厂生产供应。

（5）试验用稀释液：苯酚生理盐水，用化学纯苯酚5克和化学纯食盐8.5克加至1000毫升蒸馏水中制成，经高压灭菌后备用。

2. 操作方法

（1）受检血清的稀释度：一般情况，牛、马和骆驼用1:50、1:100、1:200和1:400四个稀释度；猪、山羊、绵羊和狗用1:25、1:50、1:100和1:200四个稀释度。大规模检疫时也可只用两个稀释度，即牛、马和骆驼为1:50和1:100；猪、山羊、绵羊和狗为1:25和1:50。

（2）稀释血清（以羊、猪为例）的方法：每份血清用5支小试管（口径8~10毫米），第一管加入2.3毫升苯酚生理盐水，第二管不加，第三、第四和第五管各加入0.5毫升。用1毫升吸管吸取受检血清0.2毫升，加入第一管中，并混合均匀。混合方法是将该试管中的混合液吸入吸管内，再沿管壁吹入原试管中，如此吸入、吸出三四次。

混匀后，以该吸管混合液分别加入第二和第三管，每管0.5毫升。以该吸管将第三管的混合液混匀（方法同前）吸取0.5毫升加入第四管混匀后，又从第四管吸出0.5毫升加入第五管，第五管混匀完毕弃去0.5毫升。如此稀释之后从第二管起血清稀释度分别为1:12.5、1:25、1:50和1:100。

血清规定用0.5%苯酚生理盐水稀释，但检验羊血清时用0.5%苯酚、10%盐水溶液稀释。

加入抗原的方法：先以0.5%苯酚生理盐水，将抗原原液作20倍稀释（如果血清用0.5%苯酚、10%盐水溶液稀释，则抗原原液亦须用0.5%苯酚、10%盐水溶液稀释），然后加入上述各管（第一管不加，留作血清蛋白凝集对照），每管0.5毫升，振摇均匀，加入抗原后，第二管至第五管各管混合的容积均为1毫升，血清稀释度从第二管起依次变为1:25、1:50、1:100和1:200。

牛、马和骆驼血清稀释和加抗原法，具体方法与上述的一致，不同的是，第一管加2.4毫升0.5%苯酚生理盐水和0.1毫升受检血清，加抗原以后从第二管到第五管血清稀释度为1:50、1:100、1:200和1:400。

（3）对照管的制作：每次试验须作三种对照各一份。

①阴性血清对照：阴性血清的稀释和加抗原的方法与受检血清同。

②阳性血清对照：阳性血清对照需稀释到其原有滴度，加抗原的方法与受检血清相同。

③抗原对照（了解抗原是否有自凝现象）：加1:20抗原稀释液0.5毫升于试管中，再加0.5毫升0.5%苯酚生理盐水（如果血清用0.5%苯酚、10%盐水溶液稀释，则也加入0.5%苯酚、10%盐水溶液）。

（4）比浊管的制作：每次试验须配制比浊管，作为判定凝集反应程度的依据。配制方法：取本次试验用的抗原稀释液（即抗原原液20倍稀释液）5~10毫升加入等量的0.5%苯酚生理盐水（如果血清用0.5%苯酚、10%盐水溶液稀释，则加入0.5%苯酚、10%盐水溶液）作对倍稀释，然后按表3-13配制比浊管。

表3-13 比浊管配制表

管号	抗原稀释液（毫升）	苯酚生理盐水（毫升）	清亮度（%）	标 记
1	0.0	1.0	100	+ + + +

（续表）

管号	抗原稀释液（毫升）	苯酚生理盐水（毫升）	清亮度（%）	标 记
2	0.25	0.75	75	＋＋＋
3	0.50	0.50	50	＋＋
4	0.75	0.25	25	＋
5	1.0	0.0	0	－

（5）全部试管于充分振荡后置37℃～38℃恒温箱中22～24小时，然后检查并记录结果。

3. **记录结果**

根据各管中上层液体的清亮度记录凝集反应的强度（凝集价）。特别是50%清亮度（即"＋＋"的凝集）对判定结果关系很大，需用比浊管对照判定。

＋＋＋＋：完全凝集和沉淀，上层液体100%清亮（即100%菌体下沉）。

＋＋＋：几乎完全凝集和沉淀，上层液体75%清亮。

＋＋：显著凝集和沉淀，液体50%清亮。

＋：沉淀明显，液体25%清亮。

－：无沉淀，不清亮。

确定每份血清的效价时，应以出现两个加号以上的凝集现象（即50%的清亮）的最高血清稀释度为血清的凝集价。

4. **判定**

（1）牛、马和骆驼于1：100稀释度，猪、山羊、绵羊和狗于1：50稀释度出现两个加号以上的凝集现象时，被检血清判定为阳性反应。

（2）牛、马和骆驼于1：50稀释度，猪、山羊、绵羊和狗于1：25稀释度出现两个加号以上的凝集现象时，被检血清判定为可疑反应。

（3）可疑反应的牲畜，经3～4周，须重新采血检验。在牛和羊重检时，如果仍为可疑，该畜判定为阳性。在猪和马重检时，如果凝集仍然保持可疑反应水平，而农场中的牲畜没有临床症状和大批阳性反应的患畜出现，该畜血清判定为阴性。

（4）鉴于猪血清常有个别出现非特异性凝集反应，在试验时须结合流行病学判定结果。如果受检血清中有个别出现弱阳性反应（如凝集价为1：100～1：200），但猪群中所有的猪只均无布鲁氏菌病临床症状（流产、关节炎、睾丸炎等），可考虑此种反应为非特异性，经3～4周可采血重检。

（5）将试验结果通知畜主时，须注明凝集价。通知单样式如表3－14：

表3－14　布鲁氏菌试管凝集反应通知单

登记号码	采血日期	年　　月　　日		畜主姓名	
	收到日期	年　　月　　日		住　址	
通知号码	检验日期	年　　月　　日			
畜别	畜号	血　清　凝　集　价		判　定	备考
		1：25　1：50　1：100　1：200　1：400			

检疫机关：　　　　　　　检验人：　　　　　　　　年　　月　　日

（五）人布病试管凝集试验（SAT）

1. 器材及试剂

试管凝集抗原，被检血清，0.5％的苯酚生理盐水，吸管，凝集试管，温箱和试管架等。

2. 操作方法

（1）被检血清的稀释：在一般情况下，每份血清用5支小试管（口径8～10毫米），第一管加入2.3毫升苯酚生理盐水，第二管不加，第三、第四和第五管各加入0.5毫升。用1毫升吸管吸取被检血清0.2毫升，加入第一管中，混匀。混匀后，以该吸管吸取第一管中血清加入第二管和第三管各0.5毫升，以该吸管将第三管混匀，并吸取0.5

毫升加入第四管，混匀。从第四管吸取 0.5 毫升加入第五管，混匀。再从第五管吸取 0.5 毫升弃去。如此稀释后，从第二管到第五管血清稀释度分别为 1：12.5、1：25、1：50 和 1：100。

（2）加入抗原：先以 0.5% 苯酚生理盐水，将抗原原液作适当稀释（一般是作 1：10 稀释）。稀释后的抗原加入各稀释的血清管（第一管不加，作为血清对照），每管加 0.5 毫升，混匀。加入抗原后第二管至第五管，每管总量 1 毫升，血清稀释度从第二管至第五管分别为 1：25、1：50、1：100 和 1：200，从第一管再吸出 0.5 毫升，剩 1 毫升。

（3）对照：阴性血清对照，血清稀释后加抗原（与被检血清对照相似）。阳性血清对照，血清稀释到原有滴度，再加抗原，抗原对照，适当稀释的抗原加石碳酸盐水。

3. 判定

（1）判定比浊管制备：每次试验须配制比浊管作为判定的依据。配制方法：取本次试验用的抗原稀释液 5～10 毫升，加入等量的 0.5% 石碳酸盐水作倍比稀释，按表 3-15 配制比浊管。

表 3-15 比浊管配制表

管号	抗原稀释液（毫升）	苯酚生理盐水（毫升）	清亮度（%）	标 记
1	0.0	1.0	100	＋＋＋＋
2	0.25	0.75	75	＋＋＋
3	0.50	0.50	50	＋＋
4	0.75	0.25	25	＋
5	1.0	0.0	0	－

（2）全部试验管、对照管及比浊管充分振荡后置 37℃ 温箱中 20～22 小时，取出后放室温 2 小时，然后以比浊管为标准判定结果。

（3）记录结果：根据各管中上层液体的清亮度记录结果。特别是 50% 清亮度（即"＋＋"的凝集）对判定结果关系较大，一定要与比浊管对比判定。

＋＋＋＋：完全凝集，上层液体100%清亮。

＋＋＋：几乎完全凝集，上层液体75%清亮。

＋＋：显著凝集，液体50%清亮。

＋：有微量凝集，液体25%清亮。

－：无凝集，液体不清亮。

确定每份血清滴度是以出现两个加号及以上的凝集现象（即50%的清亮）的最高血清稀释度。

（六）抗人免疫球蛋白试验（Coomb's）

1. 原理

机体受布鲁氏菌抗原刺激后可产生"完全"和"不完全"抗体。不完全抗体虽可与相应抗原结合，但不出现可见反应。若将预测不完全抗体的人血清球蛋白作为抗原，注射于另一种动物（常用家兔）制成抗此球蛋白（抗IgG、IgA、IgM）的抗体，再将此抗球蛋白抗体加入抗原与不完全抗体复合物中，即可出现可见反应。因此，抗球蛋白试验分为两个阶段：不完全抗体与相应抗原结合为不可见阶段；抗原抗体复合物由抗球蛋白抗体凝集起来形成可见反应。

2. 器材及试剂

除试管凝集试验所需的一般器材及试剂外，还需抗人球蛋白血清、普通离心机。

3. 操作方法

（1）试管凝集试验阶段：按上述方法进行试管凝集试验。

（2）抗球蛋白反应阶段：选取试管凝集试验的可疑管和全部阴性管，记录管号，经4000转/分离心15分钟，用生理盐水反复洗涤3次。然后向各管中加入生理盐水0.5毫升，混匀，然后再向各管中加入0.5毫升一定稀释度（一般是1：20倍稀释）的抗球蛋白血清。将反应管置37℃温箱中20~22小时，取出放室温2小时后判定结果。判定标准同试管凝集试验。

4．诊断标准

尚无统一公认诊断标准。中国试行标准是 1∶400 （＋＋）以上滴度作为诊断人布病的尺度。

5．评价

该法特异性强，较敏感。它适于早期诊断和追溯诊断。该反应滴度与病期和病情有一定关系。鉴于该法操作复杂，耗时较长，需要一定设备，故只对少数难以确诊病例采用。

（七）动物布病补体结合试验（CFT）

1．试验材料的准备

（1）溶血素：由兽医生物药品厂生产供应，按说明书使用。

（2）抗原：由兽医生物药品厂生产供应，按说明书使用。

（3）补体：选择壮龄健康豚鼠3～5只，绝食6～8小时后，于使用前一日从心脏采血，分离血清后混合保存于普通冰箱中，也可以用冻干补体，冻干补体于试验前一日加生理盐水恢复原状后使用。

（4）红细胞悬液：采取成年公绵羊血液，按常规方法脱纤，洗涤，离心，用生理盐水洗涤3～4次，最后一次以2000转/分离心沉淀10分钟，除去上清液取下沉红细胞泥，以生理盐水配制成2.5%红细胞悬液。

（5）血清：

①阳性血清和阴性血清：由兽医生物药品厂生产供应，按说明书使用。

②被检血清：用常规方法采血，分离血清。所用血清用生理盐水作1∶10稀释，按表3－16规定在水浴箱中灭活。

表3－16　各种动物的被检血清灭活的温度和时间一览表

血清类别	灭活温度	灭活时间
羊	58℃～59℃	30分钟

（续表）

血清类别	灭活温度	灭活时间
马	58℃~59℃	30分钟
驴、骡	63℃~64℃	30分钟
黄牛、水牛、猪	56℃~57℃	30分钟
骆驼	54℃	30分钟

2. 预备试验

进行正式试验之前，须先对各种成分进行滴定，滴定方法如下。

（1）溶血素效价滴定：加等量甘油防腐的溶血素取0.2毫升加生理盐水9.8毫升配制成1:100基础稀释液。按表3-17方法作进一步稀释。再按表3-18方法加入各种成分进行溶血素效价滴定。滴定过效价的溶血素，在两三个月内可按滴定的效价继续使用，不必重测。

表3-17　溶血素稀释法一览表

管号 稀释 要素　倍数	1	2	3	4	5	6	7	8	9	10	11
稀释倍数	500×	1000×	1500×	2000×	2500×	3000×	3500×	4000×	4500×	5000×	5500×
溶血素100×	0.2	0.1	0.1	0.1	0.1	0.1	0.1	0.1	0.1	0.1	0.1
生理盐水	0.8	0.9	1.4	1.9	2.4	2.9	3.4	3.9	4.4	4.9	5.4

表3-18　溶血素效价滴定表

管号 稀释倍数 要素	1	2	3	4	5	6	7	8	9	10	11	对照管		
稀释倍数	× 500	× 1000	× 1500	× 2000	× 2500	× 3000	× 3500	× 4000	× 4500	× 5000	× 5500	1:100 溶血素	补体	盐水
稀释溶血素	0.5	0.5	0.5	0.5	0.5	0.5	0.5	0.5	0.5	0.5	0.5	0.50	—	—
生理盐水	1.0	1.0	1.0	1.0	1.0	1.0	1.0	1.0	1.0	1.0	1.0	1.5	1.5	2.0
补体（1:20）	0.5	0.5	0.5	0.5	0.5	0.5	0.5	0.5	0.5	0.5	0.5	0	0.5	—

（续表）

管号 要素 稀释倍数	1	2	3	4	5	6	7	8	9	10	11	对照管		
	× 500	× 1000	× 1500	× 2000	× 2500	× 3000	× 3500	× 4000	× 4500	× 5000	× 5500	1:100 溶血素	补体	盐水
红细胞液 （2.5%）	0.5	0.5	0.5	0.5	0.5	0.5	0.5	0.5	0.5	0.5	0.5	0.5	0.5	0.5
37℃～38℃水浴20分钟														
结果 （例）	— 全溶	— 全溶	— 全溶	— 全溶	— 全溶	— 全溶	+ 部溶	+ 部溶	++ 部溶	+++ 部溶	# 不溶	# 不溶	# 不溶	# 不溶

注：从水浴中取出，立即判定结果。

溶血素效价：用1:20补体0.5毫升在37℃～38℃水浴箱中20分钟，能使2.5%红细胞液0.5毫升完全溶血的最少量溶血素，即溶血素效价（滴定效价），或溶血素一个单位。照上表结果对照管均不溶血，1～6管完全溶血，故溶血素滴定效价为3000倍（第6管）。

正式试验时溶血素的工作效价为滴定效价的倍量，即两个单位。依上表滴定，溶血素的工作效价应为1500倍。

（2）补体效价滴定：每次进行补体结合试验，应于当日测定补体效价。以生理盐水配制1:20补体稀释液和一个工作量抗原，按表3-19滴定补体效价。

表3-19　补体效价测定表

单位：毫升

成分 管号	1	2	3	4	5	6	7	8	9	10	对照管		
											11	12	13
20×补体	0.10	0.13	0.16	0.19	0.22	0.25	0.28	0.31	0.34	0.37	0.5	0	0
生理盐水	0.40	0.37	0.34	0.31	0.28	0.25	0.22	0.19	0.16	0.13	1.5	1.5	2.0
抗原（工作量） （不加抗原 管加生理盐水）	0.5	0.5	0.5	0.5	0.5	0.5	0.5	0.5	0.5	0.5	0	0	0
稀释溶血素	0.5	0.5	0.5	0.5	0.5	0.5	0.5	0.5	0.5	0.5	0	0	0

（续表）

成分＼管号	1	2	3	4	5	6	7	8	9	10	对照管		
											11	12	13
10 倍稀释阳性血清或 10 稀释阴性血清	0.5	0.5	0.5	0.5	0.5	0.5	0.5	0.5	0.5	0.5	0	0	0
振荡均匀后置 37℃~38℃水浴 20 分钟													
二单位溶血素	0.5	0.5	0.5	0.5	0.5	0.5	0.5	0.5	0.5	0.5	0	0.5	0
2.5% 红细胞悬液	0.5	0.5	0.5	0.5	0.5	0.5	0.5	0.5	0.5	0.5	0.5	0.5	0.5
振荡均匀后置 37℃~38℃水浴 20 分钟													
阳性血清加抗原	#	#	#	#	#	#	#	#	+++	+++	#	#	#
阳性血清未加抗原	#	#	+++	++	+	－	－	－	－	－			
阴性血清加抗原	#	#	+++	++	+	－	－	－	－	－			
阴性血清未加抗原	#	#	+++	++	+								

补体效价：是指二个单位溶血素存在的情况下，阳性血清加抗原的试管完全不溶血，而在阳性血清未加抗原及阴性血清无论有无抗原的试管发生完全溶血所需最小补体量，就是所测得的补体效价。如表 3-19 中的第 6 管 20×稀释的补体 0.25 毫升即为工作量补体。按下式计算原补体在使用时应稀释的倍数。

$$\frac{补体稀释倍数}{测定效价} \times 使用时每管加入量 = 原补体应稀释倍数$$

上例公式计算为：$\frac{20}{0.25} \times 0.5 = 40$ 倍

即此补体应作 1:40 稀释，每管加 0.5 毫升，此即为一个补体单位，考虑到补体性质极不稳定，在操作过程中效价会降低，故使用浓度比原效价大 10% 左右。因此，本比补体应作 1:36 稀释使用，每管 0.5 毫升。

（3）抗原效价滴定：抗原一般按照出厂说明书使用，但初次使用或因保存过久等其他原因需要滴定时可按下法进行滴定。

滴定抗原用两份阳性血清（即一份强阳性血清和一份弱阳性血清）和一份阴性血清。

①抗原：用生理盐水将抗原稀释成 1：10、1：50、1：75、1：100、1：150、1：200、1：300、1：400 和 1：500 等稀释。

②阳性血清：用生理盐水将灭能过的阳性血清稀释成 1：25、1：50、1：75 和 1：100 等稀释。

③阴性血清：阴性血清用生理盐水作 1：10 稀释液。

④补体：配制成一个工作量的补体稀释液。

⑤溶血素：配制成二个单位溶血素稀释液。

⑥红细胞悬液：2.5% 公绵羊红细胞悬液。

然后按表 3 - 20 进行棋盘式滴定。

表 3 - 20　布鲁氏菌补体结合抗原效价滴定程序表

单位：毫升

抗原稀释	1：10	1：50	1：75	1：100	1：150	1：200	1：300	1：400	1：500	补体对照	溶血素对照
抗原量	0.5	0.5	0.5	0.5	0.5	0.5	0.5	0.5	0.5	0.5	–
各血清稀释液的用量	0.5	0.5	0.5	0.5	0.5	0.5	0.5	0.5	0.5	–	–
一个工作量的补体	0.5	0.5	0.5	0.5	0.5	0.5	0.5	0.5	0.5	0.5	–
生理盐水	–	–	–	–	–	–	–	–	–	0.5	1.5
在 37℃ ~38℃水浴中 20 分钟											
二个单位溶血素	0.5	0.5	0.5	0.5	0.5	0.5	0.5	0.5	0.5	0.5	0.5
2.5%红细胞悬液	0.5	0.5	0.5	0.5	0.5	0.5	0.5	0.5	0.5	0.5	0.5
在 37℃ ~38℃水浴中 20 分钟											

加热完毕，取出观察，按表3－21所举的范例记录结果。以溶血百分数作判定，依据溶血百分数的配制见正式试验表3－22。

表3－21 布鲁氏菌补体结合抗原效价滴定结果（举例）一览表

抗原稀释 溶血 结果（%） 血清稀释	1:10	1:50	1:75	1:100	1:150	1:200	1:300	1:400	1:500
1:10	100	0	0	0	0	0	0	0	0
1:25	100	0	0	0	0	0	0	0	0
1:50	100	10	0	0	0	0	0	10	20
1:75	100	50	20	0	0	0	20	20	80
1:100	100	80	50	20	10	20	80	80	100

抗原对阴性血清应完全溶血。对两份阳性血清各稀释度发生抑制溶血最强的抗原最高稀释度，为抗原效价。但实际应用时，抗原的稀释度应比测定的效价浓25%。在本例中效价为1:150，实际应用时作1:112.5稀释使用，如效价为1:100，则作1:75稀释使用。

3. 正式试验

各种主要成分经过滴定后，即可进行被检血清的正式试验。

正式试验中各种成分的配制与预备试验同。

正式试验按表3－22进行。

表3－22 布鲁氏菌补体结合反应正式试验表

单位：毫升

成 分 \ 试验管	被检血清		对照管						
			阳性血清		阴性血清		抗原	溶血素	补体
血 清	0.5	0.5	0.5	0.5	0.5	0.5	0	0	0
生理盐水	0	0.5	0	0.5	0	0.5	0	0.5	0.5
抗 原	0.5	0	0.5	0	0.5	0	1.0	0	0
补 体	0.5	0.5	0.5	0.5	0.5	0.5	0.5	0	0.5

（续表）

成　　分　＼　试验管	被检血清	对照管							
		阳性血清		阴性血清		抗原	溶血素	补体	
在37℃～38℃水浴中20分钟									
溶血素	0.5	0.5	0.5	0.5	0.5	0.5	0.5	0.5	－
2.5%红细胞悬液	0.5	0.5	0.5	0.5	0.5	0.5	0.5	0.5	0.5
在37℃～38℃水浴中20分钟									
判定结果（举例）	#	－	#	－	－	－	－	#	#

　　每次试验时，各例对照管只需作一组。

　　各试验管加温完毕后取出立即进行第一次判定。要求不加抗原的阳性血清对照管，不加抗原和加抗原的阴性血清对照管，抗原对照管呈完全溶血反应，静置12小时后作第二次判定。第二次判定时要求溶血素对照管，补体对照管呈完全抑制溶血反应，若反应正确即可对被检血清进行判定，被检血清不加抗原管应为完全溶血，被检血清加抗原管的判定按表3-23记录结果。

表3-23　标准比色管配制方法及反应判定标准表

单位：毫升

溶血程度（%）	0	10	20	30	40	50	60	70	80	90	100
溶血溶度	0	0.25	0.5	0.75	1.0	1.25	1.5	1.75	2.0	2.25	2.5
2.5%红细胞悬液	0.5	0.45	0.4	0.35	0.3	0.25	0.2	0.15	0.1	0.05	0
生理盐水	2.0	1.8	1.6	1.4	1.2	1.0	0.8	0.6	0.4	0.2	0
判定符号	#	#	+++	+++	+++	++	++	++	+	+	－
判定标准	阳性	疑似	阴性								

　　牛、羊、猪血清补体结合反应判定标准均相同。

（八）利凡诺尔试验（Rivanol）

利凡诺尔试验是根据 FAO/WHO 联合国布病专家委员会第六公布报告利凡诺尔血清凝集试验已得到广泛评价，并且可以代替补体结合反应试验的方法。其原理是利凡诺尔（乙氧基 - 6.9 - 二氨基吖啶黄酸）与带阴电荷分子的反应，在 pH 值为中性的 IgG 只带有低的或几乎不带阴电荷，所以它不与利凡诺尔反应，而 IgM 和 IgA 与利凡诺尔反应形成沉淀，绝大部分 IgG 仍保留在血清中，因而用凝集反应可以检出这样 IgG 抗体，诊断布鲁氏菌病。广东省经 1 万多份血清试验结果表明利凡诺尔血清凝集试验可以代替操作复杂、费用大的补体结合反应。

1. 试验步骤

（1）被检血清处理：吸取 0.6 毫升 0.4% 利凡诺尔溶液加入 0.2 毫升被检血清中混匀后，室温静置 15 分钟（牛 30 分钟），然后以 2500～3000 转/分离心 15 分钟。

（2）吸取上清液（去掉橘黄色的沉淀物）加入适量的活性炭粉（约 0.1 克）作用 15 分钟，再次以 2500～3000 转/分离心 15 分钟。

（3）吸取上清液 0.4 毫升加 0.85 毫升的 0.5% 苯酚生理盐水混匀后，第一管弃去 0.25 毫升，取 0.5 毫升置于第二管（该管含 0.5 毫升苯酚生理盐水）混匀后对倍连续稀释（即与试管凝集试验相同），最后一管弃去 0.5 毫升。此时各管加 0.5 毫升 1 : 20 试管抗原，放 37℃ 温箱 18～20 小时观察结果。

2. 结果判定

猪 1 : 25 两个加号以上、人 1 : 50 两个加号以上、牛 1 : 100 两个加号以上判定为阳性。

（九）乳牛布病全乳环状反应技术

（1）操作时 4 个乳头的乳相混合的新鲜全乳 1 毫升盛于灭菌小试管中。

（2）按抗原标签的规定加入全乳抗原一滴（约0.05毫升），充分振荡混合。

（3）置37℃～38℃水浴中60分钟。

（4）加温后小心取出试管勿使振荡，立即进行判定。

（5）判定标准：目前中国生产两种全乳环状反应抗原。一种是苏木素染色抗原，呈蓝色；另一种是四氮唑染色抗原，呈红色。试验时不论哪种抗原，均按乳脂的颜色和乳柱的颜色进行判定。

强阳性反应（＋＋＋）：乳柱上层的乳脂形成明显红色或蓝色的环带。乳柱呈白色，分界清楚。

阳性反应（＋＋）：乳脂层的环带虽呈红色或蓝色，但不如强阳性反应（＋＋＋）显著，乳柱微带红色或蓝色。

弱阳性反应（＋）：乳脂层环带颜色较浅，但比乳柱颜色略深。

疑似阳性（±）：乳脂环带不甚明显，并与乳柱之分界模糊，乳柱带有红色或蓝色。

阴性反应（－）：乳柱上层无任何变化，乳柱呈均匀混浊的红色或蓝色。

（6）患乳腺炎及其他乳房疾病的母牛的乳以及初乳不适于本技术之用。脱脂乳及煮沸过的乳亦不能作环状反应用。

（十）皮肤变态试验

1. 原理

当机体受布鲁氏菌抗原作用之后，导致T细胞致敏，致敏的T细胞再遇到相同抗原后进行分化、衍变，产生能释放各种淋巴因子的效应细胞。局部的皮肤变态反应就是各种淋巴因子综合作用的结果。

2. 器材及试剂

布鲁氏菌素、水解素、酒精棉球、结核菌素注射器、测量尺。

3. 操作方法

（1）对人群的检查：于被检者前臂内侧前1/3处，用酒精消毒后，晾干，皮内注射0.1毫升布鲁氏菌素。在注射后24小时和48小时作两次观察。

（2）检查羊群：在羊尾褶襞部皮内或肘关节无毛处皮内，注射部位洗涤，用酒精消毒。每只羊皮内注射0.2毫升水解素。注射后24小时和48小时各观察一次。

4. **判定**

两次观察以反应最强的结果为准。

人，以注射局部充血、浸润为2.5×2.5厘米（面积6.25平方厘米为准）以上为阳性。

羊只，强阳性反应（＋＋＋）：注射部位有明显不同程度肿胀和发红（硬肿或水肿），不用触诊，一望而知。

阳性反应（＋＋）：肿胀程度虽不如上述现象明显，但亦容易看出。

弱阳性反应（＋）：肿胀程度不显著，有时须靠触诊始能发现。

疑似阳性（±）：肿胀程度不明显，通常须与一侧皱襞处相比较。

阴性反应（－）：注射部位无任何变化。

5. **评价**

此法敏感性较好，呈阳性反应的人和畜只表示受过布鲁氏菌感染，不能作患者或疫畜的最后判定。但为了预防，可将阳性牲畜进行隔离、淘汰。

此法适于流行病学调查和大量检疫。

四、诊断新技术研究概况

自1887年Bruce分离到羊种布鲁氏菌以来，布鲁氏菌的分种分型一直存在争议。目前传统的表型鉴定方法如CO_2需求、H_2S的产生、染料抑菌试验、单项特异性血清凝集试验和RTD噬菌体裂解试验等，将布鲁氏菌属分为6个种19个生物型。传统的表型分类方法是目前国际公认的金标准，在既往布鲁氏菌病的暴发疫情调查及菌株的流行病学追踪工作中发挥了积极而重要的作用。然而传统分类方法由于干扰因素较多、耗时较长等多方面限制，并不能完全满足布鲁氏菌病的防控需求。近年来，在实际工作中也遇到一些使用传统分型方法无法分型的非典型菌株，大约占 10% ~ 30%。由于这些非典型菌株应用传统的分类鉴定方法不能在分类表上找到合适的位置，这不仅表明传统的布鲁氏菌分型方法尚存在一定的缺陷，更重要的是严重影响对布鲁氏菌病疫区分类的判定，从而不能采取合理有效的预防控制措施。一种好的分型方法对布病的溯源工作、流行病学调查和防控都具有重要的意义。因此，进一步完善或者寻找新的分型方法解决布鲁氏菌分型中遇到的问题是当前十分迫切且关键的技术难题。

布鲁氏菌的传统分类方法属于表型分型系统。研究发现，布鲁氏菌的基因组高度保守，不同种或种内各型菌株的序列同源性很高，用传统的分型方法都很难将不同的菌株区分开，目前能用于布鲁氏菌的分型方法很少。随着分子生物学技术的发展，国内外学者对该菌的分子分型做过很多研究和应用，如崔步云等用细菌基因组重复序列 PCR 分型技术（Rep - PCR）、脉冲场凝胶电脉分型技术（PFGE）以及脂肪酸分型技术等方法作种属分类，其中最具代表性的是多位点可变数目串联重复序列分型技术（MLVA）和多位点序列分型技术（MLST）。

（一）细菌基因组重复序列 PCR 分型技术（Rep - PCR）

Rep - PCR 是一种细菌基因组指纹分析方法，是扩增细菌基因组中广泛分布的短重复序列间的片段，通过电泳条带比较分析，揭示基因组间的差异。细菌基因组中广泛分布的短重复序列，它们在菌株、种、属水平上分布有差异，进化过程有相对保守性。在细菌基因分型和亚型及 DNA 多态性分析方面有很大的潜力。Rep - PCR 目前发展迅速并被广泛应用于多种细菌基因分类，此方法操作方便，可以大样本进行。Rep - PCR 分辨效果好，可重复性强，并可建立分型标准数据库。

1. **实验材料**

（1）实验所用菌株，布鲁氏菌株在布氏琼脂或适宜的斜面上 37℃

培养 48 小时后用于 DNA 提取。

（2）主要仪器：电泳仪、水平电泳槽、PCR 仪、读胶仪、高速台式离心机等。

（3）主要试剂：Taq DNA 聚合酶、dNTPs、琼脂糖凝胶、DNA 分子量标准 PCR Markers、λDNA/HindIII + EcoR Ⅰ Markers、十二烷基磺酸钠、三羟基氨基甲烷；基因组 DNA 纯化试剂盒为商品试剂；PCR 反应中的引物由公司合成。

2. 实验方法

（1）染色体 DNA 的提取：

①试剂盒提取纯化染色体 DNA（按试剂盒所附说明操作）。

②用煮沸法提取 DNA：取 1.5 毫升离心管编号，吸取 200 微升的三蒸水，用接种环挑取在布氏琼脂斜面上 37℃ 培养 24 ~ 48 小时后的纯培养物一环，放在三蒸水中磨开，制成 109CFU/毫升菌悬液，震荡均匀，置 100℃ 金属浴中煮沸 15 分钟，取出后置 -20℃ 速冻 10 分钟，取出待溶解后 10000 转/分离心 5 分钟，吸取上清液，置 2℃ ~8℃ 保存备用。

（2）PCR 扩增：

Rep – PCR：根据 38bp 的 Rep 片段设计引物。

Primer3：Rep 1R – Ⅰ 5' – III ICG ICG ICA TCI GGC – 3'

Primer4：Rep 2 – Ⅰ 5' – ICG ICT TAT CIG GCC TAC – 3'

扩增反应体系中依次加入的成分、体积和浓度：

表 3 – 24　Rep – PCR 反应体系组成表

成分	体积（微升）	浓度
10 × Buffer（不含 MgCl2）	2.5	1 × Buffer
MgCl2（25mM）	1.5	1.5mM
dNTPs	2	0mm
Rep 1R – Ⅰ	1	1μM
Rep 2 – Ⅰ	1	1μM

（续表）

成分	体积（微升）	浓度
三蒸水	15	—
纯化的 DNA	1	—
Taq DNA 聚合酶	1	3u
总体积	25	—

混匀，短暂离心。

扩增参数：预变性 94℃ 5 分钟

后续循环（4 个循环） 94℃ 5 分钟 变性

40℃ 5 分钟 退火

72℃ 5 分钟 延伸

后续循环（30 个循环） 94℃ 1 分钟 变性

55℃ 1 分钟 退火

72℃ 1 分钟 延伸

末轮循环 72℃ 10 分钟 延伸

（3）琼脂糖凝胶电泳及结果观察：PCR 反应结束后，取反应混合物 8 微升，用 1.5%（wt/vol）琼脂糖凝胶，5V/cm，电泳缓冲液为 0.5×TBE（44.5mMTris 碱，44.5mM 硼酸，1mM EDTA，pH 8.0），分别以 PCR Markers、λDNA/HindIII + EcoRI Markers 为 DNA 分子量标准。电泳后 0.001% 溴化乙啶（EB）染色，观察记录结果。

以分子量 Marker（λDNA/HindIII + EcoRI）为标准，计算各主要条带的分子量。

然后统一制成一张包括分子量 Marker 在内的主要条带的模式图。

结果分析：根据 PCR 产物电泳条带数和位置的不同对布鲁氏菌分类。

（4）实验结果：布鲁氏菌属菌株 Rep – PCR 的带型中，共有的条带有 3097bp、1771bp、1571bp、681bp（箭头所指）。布鲁氏菌属各种代表菌株的 Rep – PCR 结果：

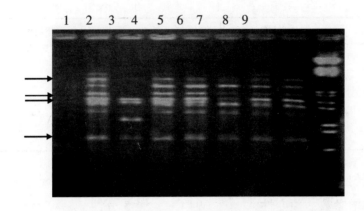

图 3-4　布鲁氏菌属菌株 Rep - PCR 检测图谱：阴性对照、2：牛种 1 型、3：羊种 1 型、4：猪种 1 型、5：犬种菌、6：绵羊附睾种、7：沙林鼠种菌、8：疫苗株菌 104M、9：分子量标准

（5）结果分析：如表 3-25，根据 Rep - PCR 的带型中条带的数量和位置的差异，可将所选的布鲁氏菌分为 7 个组。每个组除了 4 条共有的条带，都有各自不同的条带。参照不同的条带分组结果见表 3-25。在实际应用中前 3 组有较大意义。

表 3-25　Rep - PCR 分组特点及组成表

Rep - PCR 分组	主要条带的分子量（bp）	传统分类的种型
1	3097 1771 1571　1339 1269　941 681	羊种菌 1、2、3、R 型及非典型羊种菌
2	3097　2784　2437　2077　1771 1571 1339　1169　681	牛种菌 1、3 型
3	3097 2784 2437 2077 1771 1571 1339　681	牛种菌 2、4、5、6、7、9 型，猪种 1、3、4、5 型，绵羊附睾种和沙林鼠种
4	3097 2784 2437 1771 1571 1339 1269　681	猪种菌 2 型

（续表）

Rep – PCR 分组	主要条带的分子量（bp）	传统分类的种型
5	3097 2784 2639 2311 2162 1771 1571 （1529） 1339 681	犬种菌
6	3180 3097 2077 1771 1571 681	犬种菌非典型菌株
7	3097 2784 2639 2311 2162 1771 1571 1339 941 681	牛种菌非典型菌株

（二）PCR 检测技术

1. 实验材料

选取布鲁氏菌属的各种型菌株，将冻干菌株在布氏琼脂斜面上复苏后，用三胜黄素做细菌变异试验检查、常规因子血清凝集后，接种布氏琼脂斜面上37℃培养48小时后用于 DNA 提取。

2. 主要仪器及试剂

普通电泳仪、水平电泳槽、PCR 仪、凝胶成像仪、高速台式离心机、基因组 DNA 纯化试剂盒、引物、PCR 反应试剂盒、DNA 分子量标准 PCR Markers、λDNA／HindIII + EcoR I Markers、琼脂糖凝胶。

3. 实验方法

（1）DNA 提取：同 Rep – PCR 法。

（2）PCR（BCSP31 – PCR）扩增：

Primer1：B4 5' – TGGCTCGGTTGCCAATATCAA – 3'

Primer2：B5 5' – CGCGCTTGCCTTTCAGGTCTG – 3'

扩增反应体系中依次加入的成分、体积和浓度：

表3-26　BCSP31-PCR反应体系组成表

成分	体积（微升）	终浓度
10×Buffer（不含MgCl₂）	2.5	1×Buffer
MgCl₂（25mM）	1.5	1.5mM
dNTPs	2	0mm
引物 B4	1	1μM
引物 B5	1	1μM
三蒸水	15.5	—
（纯化的）DNA	1	—
Taq DNA 聚合酶	0.5	1.5u
总体积	25	—

混匀，短暂离心。

扩增参数：预变性　　　　93℃　　　　5分钟

后续循环（30个循环）　　　　90℃　　　　1分钟　　　　变性

60℃　　　1分钟　　　退火

72℃　　　1分钟　　　延伸

末轮循环　　　72℃　　　　10分钟　　　延伸

（3）琼脂糖凝胶电泳：PCR反应结束后，取反应混合物8微升，用1.5%（wt/vol）琼脂糖凝胶，5V/cm，电泳缓冲液为0.5×TBE（44.5mMTris碱，44.5mM硼酸，1mM EDTA，pH 8.0），分别以PCR Markers、λDNA/HindIII+EcoRI Markers为DNA分子量标准。电泳后0.001%溴化乙啶（EB）染色，观察记录结果。参照文献，以分子量Marker（λDNA/HindIII+EcoRI）为标准，计算各主要条带的分子量。然后统一制成一张包括分子量Marker在内的主要条带的模式图。

（4）结果分析：根据PCR产物电泳条带数和位置的不同对布鲁氏菌分类。

（三）布氏株标准菌株 PCR 检测技术（Amos – PCR）

（1）牛种 1、2、4 型布鲁氏菌特异引物，扩增产物条带：498bp

　　Forward：GACGAACGGAATTTTTCCAATCCC.

　　Reverse：TGCCGATCACTTAAGGGCCTTCAT.

（2）羊种布鲁氏菌特异引物，扩增产物条带：731bp

　　Forward：AAATCGCGTCCTTGCTGGTCTGA.

　　Reverse：TGCCGATCACTTAAGGGCCTTCAT.

（3）猪种 1 型布鲁氏菌特异引物，扩增产物条带：285bp

　　Forward：GCGCGGTTTTCTGAAGGTTCAGG.

　　Reverse：TGCCGATCACTTAAGGGCCTTCAT.

（4）绵羊附睾种种布鲁氏菌特异引物，扩增产物条带：976bp

　　Forward：CGGGTTCTGGCACCATCGTCG.

　　Reverse：TGCCGATCACTTAAGGGCCTTCAT.

19 株标准菌株 AMOS – PCR 扩增结果：

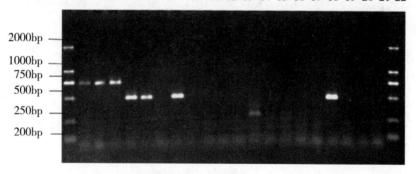

图 3 – 5　布鲁氏菌属菌株 AMOS – PCR 检测图谱：*B. melitensis* bv. 1 – 3. 5 – 12. *B. abortus* bv. 1 – 9　13 – 17. *B. suis* bv. 1 – 5　18. *B. ovis*　19. *B. neotomae*　20. *B. canis*　21. N CON 22. Marker

（四）脉冲场凝胶电泳分型技术（PFGE）

在传统分型和 PCR 鉴定的基础上，采用 PFGE 技术对广东省历年收集的部分布鲁氏菌分离株进行分子分型，探讨其在布鲁氏菌分型中的作用。利用 PFGE 技术分析了不同年份的布鲁氏菌的地方株和标准株，使用限制性内切酶 XbaI 消化全基因组 DNA。通过 PFGE 电泳和软件进行聚类分析。聚类图显示可以从种的水平区分牛、羊、猪 3 个种的布鲁氏菌，但在种的基础上不能有效区分同种异型，该结论与文献的研究结果一致。所以利用 PFGE 技术对布鲁氏菌进行分析只是在一定程度上反映了各菌株间的遗传进化关系，是对传统分型方法的补充，如果要准确地评价分析，应该与传统方法联合应用。

1. 原理

长度 >40kb 的 DNA 分子不能在恒场强水平凝胶电泳中分离，PFGE 是通过交替改变电场方向，使大片段 DNA 在凝胶中不断重新定向，DNA 分子越大，这种重排所需要的时间越长，若 DNA 分子变换方向的时间小于电泳周期时，DNA 分子就可以按其大小分开。PFGE 是分离大片段 DNA 的最有效方法，是细菌性传染病监测、传染源追踪、传播途径调查和识别的有效手段。

2. 实验操作

（1）胶块的制备：

①取经过鉴定的布鲁氏菌，接种布氏琼脂培基（或血平板）培养 48 小时（犬种菌 24 小时），挑取适量菌苔置于有 2 毫升细胞悬浊液（CSB）的 falcon2054 管中，制成菌悬液比浊使成 OD 值 3.6 ~ 4.5（Dade microscan turbidity meter 浊度测定仪为 0.48 ~ 0.52）；

②取 400 微升菌悬液于 1.5 毫升离心管，加蛋白酶 K（20 毫克/毫升）20 微升，混匀后于 37℃ 水浴 5 ~ 10 分钟，取 400 微升预热好的 1% SeaKem Gold：1% SDS（56 ℃）混合液于细胞悬浊液中，用枪头轻轻混匀，避免气泡的产生，取适量混合液迅速加入模具，在室温放置 10 ~ 15 分钟。

（2）胶块内细胞的裂解：

①取出胶块，将胶块放在 50 毫升的 screw – cap tube 中，每管加入细胞裂解液（CLB）/蛋白酶 K 混合液 5 毫升；

②在 54℃水浴摇床中孵育 2 小时，同时将纯水和 TE 放在 50℃水浴箱中预热。

（3）洗胶块：

①倒出 screw – cap tube 中的 CLB，每管加预热的纯水 15 毫升，在 50℃水浴摇床中洗 2 次，每次 10 分钟。

②倒出水，每管加 15 毫升预热的 TE，在 50℃水浴摇床中洗 4 次，每次 10～15 分钟。

③洗后的胶块可加入 TE 4℃保存备用。

（4）胶块中 DNA 的酶切：

①在干净的平皿上切下 2 毫米宽的胶块，置 1.5 毫升的 EP 管中。

②加 200 微升 Xba I 酶切缓冲液，在 37 ℃孵育 10 分钟。

③小心吸出缓冲液，加入酶 + 酶切缓冲液（含 Xba I 酶 50u/胶块）酶切，37 ℃孵育至少 2 小时。

（5）加样：

①吸出 EP 管中的酶 + 缓冲液；

②加入 200 微升 0.5 × TBE 平衡 5～10 分钟；

③调整好梳子的高度，使梳子齿和胶槽的底部相接触，将胶块直接粘在梳子齿上；

④制备 100 毫升 1% SeaKem Gold 琼脂糖凝胶，充分化开，置于 56 ℃水浴锅中平衡温度，倾倒制胶；

⑤待胶至少凝固 30 分钟后，小心拔出梳子。

（6）电泳：

①电泳槽中加 0.5 × TBE 液 2200 毫升，在 14℃恒温，将胶放入电泳槽，准备电泳；

②200v 脉冲参数 2 – 25s 18h 或 5 – 18s 18h 或 10 – 45s 20h。

（7）图像获取及结果分析：

电泳结束后，用0.5毫克/毫升EB染色30分钟，于灭菌水脱色3次，每次20分钟，即可读胶，获取结果并进行分析。

（五）多位点可变数目串联重复序列分型技术（MLVA）

短的串联重复序列（VNTR）高度可变性特征可用于某些细菌分型，并用于探索菌株间的相关性，从而进一步发现其传染源及地理分布、传播过程。2006年，Le Flé che等以布鲁氏菌15个可变数目重复序列位点为基础，建立了布鲁氏菌多位点可变数目串联重复序列分型技术（MLVA）。该技术的分析结果与常规布鲁氏菌的表型鉴定结果一致，而且能够将某地区的分离菌株与世界各国不同阶段分离的菌株进行遗传进化树分析，可示踪布鲁氏菌在某一地区的流行趋势，查明该地区布鲁氏菌流行株传入途径。该方法是一种以PCR技术为基础的方法，其操作简单，分辨率高，结果分析容易，具有很高的重复性，并能够提供数字化的分型信息，适宜进行大量样本和网络化分析。中国学者将该技术用在布鲁氏菌分型上也取得满意的结果：姜海等用ML-VA将31株羊种3型布鲁氏菌分为9个基因型。

（六）多位点序列分型技术（MLST）

MLST作为一种准确的分子分型方法于1998年问世以来，以其高分辨率、可重复性好、可积累等优势而得到广泛关注。它是通过对多个管家基因的测序结果，用核苷酸序列变异来发现细菌型别差异的分型方法。该方法在实验过程的可操作性及实验结果的可靠性之间取得了平衡。由于结果准确，数据可实现网络共享及在不同的实验室之间具有良好的可比性，已被广泛用于研究细菌的流行病学、群体生物学、致病性和进化，成为许多病原体的分子流行病学研究新方法。What-more等在2007年用布鲁氏菌的7个管家基因和2个非管家基因位点设计引物，进行PCR扩增和序列分型的确定，将30个国家的160株分为27个ST型。进化树显示各ST型形成的类群与传统分类基本一致，但猪种3、4型与犬种的亲缘关系更为密切，猪种5型从猪种布鲁氏菌分支中分离出来，Tulya 株远离其他牛种 ST 型，46 株海洋哺乳动物分离株分成 5 个 ST 型，并可形成一个独立种。中国学者周晓艳等对中国流行的羊种 3 型菌株 MLST 分型研究，表明中国的菌株与国外菌株遗传背景上有差异，发现辽宁菌株与国外的 ST8 羊种菌一致，其余省份菌株为一个新的 ST 型（ST28 型）。MLST 分型可以作为研究布鲁氏菌进化关系的重要手段之一。

参考资料：

［1］卫生部疾病预防控制局编. 布鲁氏菌病防治手册［M］. 北京：人民卫生出版社，2008.

［2］布鲁氏菌病诊断标准 WS269 - 2007.

［3］何剑峰，罗会明，梁杏娴，等. 广东省控制布鲁氏菌病的策略与效果研究［J］. 中国地方病防治杂志，2000，15（4）：210 - 212.

［4］Bruce D. Note on the discovery of a microorganism in Malta fever［J］. Practitioner，1887，39：161 - 170.

［5］FAO/WHO. Expert Committee on Brucellosis Sixth Report，1986：114.

［6］崔步云，尹继明，李兰玉，等. 布鲁氏菌的 Rep - PCR 分型研究［J］. 疾病监测，2005，20（8）：397 - 400.

［7］Philippe Le Fleche，Isabelle J，Maggy G，et al. Evaluation and selection of tandem repeat loci for a Brucella MLVA typing assay［J］. BMC Microbio，2006，6（9）：1471 - 1484.

［8］邓艳琴，王加熊，林代华，等. 福建省布鲁氏菌分离株的分子生物学鉴定［J］. 中国人兽共患病学报，2009，25（7）：636 - 639.

［9］姜海，崔步云，李兰玉，等. 用 MLVA 技术和多重 PCR 对犬种布鲁氏菌基因分型［J］. 生物技术通讯，2009，20（3）：336 - 338.

［10］周晓艳，陈燕芬，崔步云，等. 中国羊种 3 型布鲁氏菌的多位点序列分型研究［J］. 中国人兽共患病学报，2011，27（5）：371 - 375.

第四章　广东省布鲁氏菌病的流行

一、广东省基本情况

广东位于中国大陆最南部，于北纬 20°13′~25°31′ 和东经 109°39′~117°19′ 之间，西与广西壮族自治区，东与福建，北与江西、湖南诸省交界，南隔着南海与菲律宾、马来西亚、越南和印度尼西亚相望。陆地面积为 18 万平方千米，约占全国陆地面积的 1.87%。南临南海，海岸线总长 3368 千米，岛屿众多。全省地处低纬度，北回归线横贯陆地中部。地势北高南低，境内山地、平原、丘陵交错。河流大多自北向南流，主要有珠江、韩江、鉴江等。最长的珠江由西江、北江、东江汇流而成，长 2122 千米，是中国第三大河流。南海沿岸的珠江三角洲、韩江三角洲土地肥沃，是著名的鱼米之乡。

全省地处亚热带，大部分地区属亚热带季风气候，夏长冬暖，雨量充沛。年平均降雨量为 1500~2000 毫米，年平均蒸发量为 1000~1200 毫米，属湿润地区。年平均气温自粤北的 19℃ 左右到南端雷州半岛增至 23℃ 以上，年平均日照时数自北而南为 1750~2200 小时。全年草木葱茏，生机盎然。

2001 年末，广东省总人口达 7783.41 万人，居全国第三位。全省人口密度为每平方千米 433 人。2001 年，广东省国民经济保持较快增长。全年实现国内生产总值 10556.47 亿元。改革开放以来，旅游交通事业日益发展，全年经广东口岸出入境旅客 17021 万人次。

广东畜牧业以饲养生猪和家禽为主。为适应国内外市场需求，20世纪90年代后逐步发展一些珍、优、稀畜禽品种，如乳鸽、鹧鸪、珍珠鸡、山鸡、鸵鸟。近年来，随着政府扶持草食动物政策的出台，牛、羊的饲养量有所增加。2013年，肉类总产量达到434.32万吨。其中生猪是广东最主要的家畜，猪肉产量277.8万吨，常年占肉类产量的60%以上。近年各级政府重视养猪业，多方增加投入，积极引进、推广良种猪，建设大规模集约化养猪场，使养猪业得以快速发展。2013年，全省出栏肉猪3744.79万头，猪肉产量277.8万吨。广东传统的草食家畜主要是役用水牛。目前，广东的草食动物饲养主要有牛、山羊、兔等。2013年，黄牛和水牛的期末存栏量232.41万头，牛以水牛为主，黄牛次之，随着农机推广和使用，已由役用为主，转为肉用，奶水年也占有一定的比例。奶牛数量不多，全省只有5.78万头左右，大部集中于广州、深圳、清远、肇庆、惠州等市。2013年末，山羊存栏数39.34万只，主要在粤北、粤东等有丘陵的地区，主要为肉用或奶用山羊。广东省基本上没有绵羊、骡、驴等牲畜。

2002年，全省出售和自宰肉用牛52.065万头，牛肉产量5.65万吨，其中菜牛肉产量2.55万吨；出售和自宰肉用羊27.8万只，羊肉产量0.54万吨；出售和自宰的肉用狗176.16万只；出售和自宰兔277.6万只，兔肉产量0.686万吨；奶类产量11.1万吨，其中牛奶产量10.82万吨。

二、布鲁氏菌病的流行情况

（一）人间布鲁氏菌病的流行

新中国成立前，布病在广东未见资料记载。新中国成立后，1955年发现家畜和人布病发生。广东省1956年把布病列为法定传染病管理，但直到1965年才有正式疫情报告。广东省卫生防疫站在广东发现的首例患者林某，男，28岁，为航海员（任会计），原籍福州市。于

1965 年 2 月 10 日因发热 11 天，入中山医一院，发热均在下午或晚间，约 38℃ ~39℃，伴有头痛，热退后出汗，疲倦乏力。入院后 3 个多月来热度仍弛张于 37℃ ~41℃之间。经用磺胺、链霉素、金霉素及输血等药物治疗均无效，热度越来越高。白细胞在 2000 ~4000 之间，血及脊髓涂片疟原虫阴性，布鲁氏菌凝集反应 1/1280（ + + + ）。患者于十年前有疟疾史，八年前患过痢疾。曾到过青岛、塘沽、上海、南京一带，因在船上工作，与运载山羊、猪等家畜有接触。

历史上广东省属于中国布病的低发省份（1955—1999 年共报告 37 例病例），自 1999 年全省达到人间布病稳定控制标准后，2001 年江门市报告 1 例布病病例，2004 年湛江市报告 1 例布病病例，然后连续每年均有病例报告，截至 2015 年底（2001—2015 年），广东省共报告 998 例布病病例，病例数呈逐年上升趋势，疫情呈明显回升，部分地区出现聚集发病或暴发疫情。

1. 流行情况

（1）时间分布。广东省从 1955—2015 年共报告布病 1035 例（见图 4 - 1）。其中 1965—1995 年报告 37 例；1996—2000 年无病例报告；2001—2015 年布病疫情有逐年上升趋势，共报告 998 例布病病例。

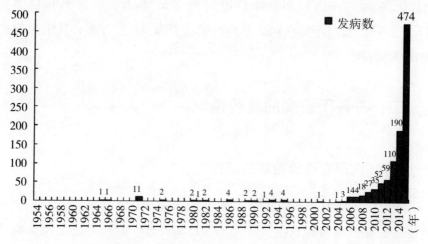

图 4 - 1 广东省 1955—2015 年布病年分布

（2）地区分布。1955—1996 年，广东省布病地区分布较为局限，主要集中在广州、汕头、佛山等地区，主要发生在当地农、畜牧场。1984—1989 年，广东省对职业人群开展血清学监测，布病血清阳性率较高的地区分别为茂名（2.54%）、东莞（1.57%）、广州（0.86%）、云浮（0.68%）、江门（0.62%）（见表 4-1）；1990—2001 年，职业人群布病血清阳性率较高的地区分别为东莞（0.52%）、江门（0.41%）、珠海（0.41%）（见表 4-2）。2004 年以后，广东省布病发病地区分布较广泛，牵涉到除韶关和汕尾外的 19 个地级市，但病例主要集中在河源、广州、江门、佛山、深圳和中山等地区（见表 4-3）。

表 4-1　广东省 1984—1989 年人群布病血清阳性率分布表

地区	阳性率（%）
茂名市	大于 2.01
东莞市	1.01 ~ 2.00
湛江市、云浮市、江门市、佛山市、广州市、潮州市	1.01 ~ 2.00
肇庆市、惠州市、汕头市、深圳市、珠海市	0.11 ~ 0.50
清远市、汕尾市、梅州市	0.00 ~ 0.10
韶关市、河源市、揭阳市、中山市、阳江市	无数据或未发现病例

表 4-2　广东省 1990—2001 年职业人群布病血清阳性率分布表

地区	阳性率（%）
东莞市、江门市、珠海市	大于等于 0.41
无	0.31 ~ 0.40
无	0.21 ~ 0.30
清远市、惠州市、梅州市、汕尾市、揭阳市、汕头市、潮州市、云浮市、广州市、河源市	0.11 ~ 0.20

（续表）

地区	阳性率（%）
深圳市、中山市、佛山市、肇庆市、阳江市、茂名市、湛江市	0.00 ~ 0.10
韶关市	无数据或未发现病例

表4 - 3 广东省2001—2015 年布病病例地区分布表

地区	发病数（例）
河源市、广州市、江门市	大于100.01
深圳市、中山市、佛山市	50.01 ~ 100.00
肇庆市、茂名市、阳江市、珠海市、惠州市、东莞市	10.01 ~ 50.00
清远市、梅州市、潮州市、汕头市、揭阳市、云浮市、湛江市	1.00 ~ 10.00
汕尾市、韶关市	无数据或未发现病例

2. 流行病学特征

（1）季节性。广东省布病全年均可发生，1955—1995 年疫情季节性不明显，2001 年后疫情主要发生于春夏季，这与生产经营活动明显相关（见图4 - 2、4 - 3）。

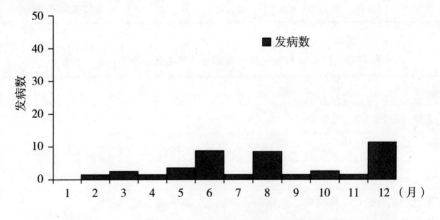

图4 - 2 广东省1955—1995 年布病病例发病月份分布

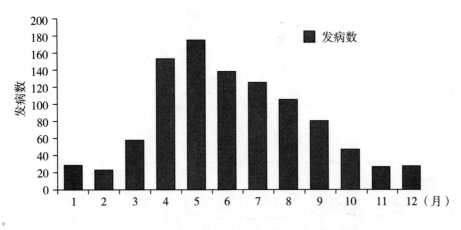

图 4-3　广东省 2001—2015 年布病病例发病月份分布

（2）流行形式（菌毒种）情况。1985—1997 年全省畜间从 4762 份检材中分离 137 株布鲁氏菌，分布在 9 个地级市的 26 个疫情点，经鉴定猪种第Ⅲ生物型有 134 株，犬种（R）的 3 株；从犬体内分离出 1 株猪种生物型，从上市肉猪淋巴结内分离出 2 株，说明广东省布病主要由猪种和犬种布鲁氏菌引起。

2004—2010 年从广东省 110 例病例血清标本中共检出 80 株布鲁氏菌，对其中的 57 株采用血清学、噬菌体裂解、染料抑菌试验等常规鉴定方法及分子生物学方法进行分型，其中羊种 3 型 52 株，占 91.23%；羊种 1 型 3 株，占 5.26%；猪种 3 型 2 株，占 3.51%。

2011 年，广东省疾病预防控制中心加强对病例菌株的收集工作，要求各地尽量上送病例标本或者菌株，广东省疾病预防控制中心共收到或分离到 26 株布病菌株。经鉴定，羊种 3 型 22 株，羊种 1 型 3 株，猪种 3 型 1 株。

2012 年，广东省疾病预防控制中心共收到或分离到 22 株布病菌株，其中羊种 3 型 16 株，羊种 1 型 4 株，羊种 2 型 1 株，猪种 3 型 1 株（见表 4-4）。

表4-4　广东省2012年22株布病菌株鉴定结果一览表

菌株编号	菌株来源	血清凝集			RTD 噬菌体				鉴定结果
		A	M	R	Tb	Wb	BK2	Fi	
LB12-001	中山	+	+	-	-	-	+	-	羊3型
LB12-002	中山	+	+	-	-	-	+	-	羊3型
LB12-003	佛山	+	+	-	-	-	+	-	羊3型
LB12-004	深圳	+	-	-	-	-	+	+	羊2型
LB12-005	广州	+	+	-	-	-	+	-	羊3型
LB12-006	汕头	+	+	-	-	-	+	-	羊3型
LB12-007	广州	-	+	-	-	-	+	-	羊1型
LB12-008	江门	-	+	-	-	-	+	-	羊1型
LB12-009	江门	+	+	-	-	-	+	-	羊3型
LB12-010	广州	+	+	-	-	-	+	-	羊3型
LB12-011	中山	+	+	-	-	-	+	-	羊3型
LB12-012	广州	-	+	-	-	-	+	-	羊1型
LB12-013	广州	+	+	-	-	-	+	-	羊3型
LB12-014	广州	-	+	-	-	-	+	-	羊1型
LB12-015	中山	+	+	-	-	-	+	-	羊3型
LB12-016	广州	+	+	-	-	-	+	-	羊3型
LB12-017	东莞	+	+	-	-	-	+	-	羊3型
LB12-018	深圳	+	+	-	-	-	+	-	羊3型
LB12-019	广州	+	+	-	-	-	+	-	羊3型
LB12-020	广州	+	+	-	-	-	+	-	羊3型
LB12-021	广州	+	+	-	-	-	+	-	羊3型
LB12-022	中山	+	-	-	-	±	+	-	猪3型

　　2013 年，广东省疾病预防控制中心共收到或分离到 44 株布病菌株，其中羊种 3 型 35 株，羊种 1 型 4 株，牛种 3 型 1 株，猪种 3 型 1 株，待分型 3 株（见表 4 - 5）。

表 4 - 5　广东省 2013 年 44 株布病菌株鉴定结果一览表

菌株编号	菌株来源	血清凝集			RTD 噬菌体				鉴定结果
		A	M	R	Tb	Wb	BK2	Fi	
LB13 - 002	珠海	+	+	−	−	−	+	−	羊 3 型
LB13 - 003	广州	+	+	−	−	−	+	−	羊 3 型
LB13 - 004	佛山	+	+	−	−	−	+	−	羊 3 型
LB13 - 005	广州	+	+	−	−	−	+	−	羊 3 型
LB13 - 006	广州	+	+	−	−	−	+	−	羊 3 型
LB13 - 007	广州	+	+	−	−	−	+	−	羊 3 型
LB13 - 008	深圳	+	+	−	−	−	+	−	羊 3 型
LB13 - 009	广州	+	+	−	−	−	+	−	羊 3 型
LB13 - 010	广州	+	+	−	−	−	+	−	羊 3 型
LB13 - 011	深圳	+	+	−	−	−	+	−	羊 3 型
LB13 - 012	珠海	+	+	−	−	−	+	−	羊 3 型
LB13 - 013	佛山	+	+	−	−	−	+	−	羊 3 型
LB13 - 014	广州	+	+	−	−	−	+	−	羊 3 型
LB13 - 015	中山	+	+	−	−	−	+	−	羊 3 型
LB13 - 016	惠州	+	+	−	−	−	+	−	羊 3 型
LB13 - 017	佛山	−	+	−	−	−	+	−	羊 1 型
LB13 - 018	深圳	+	+	−	−	−	+	−	羊 3 型
LB13 - 019	惠州	+	+	−	−	−	+	−	羊 3 型
LB13 - 020	佛山	+	+	−	−	−	+	−	羊 3 型
LB13 - 021	佛山	−	+	−	−	−	+	−	羊 1 型
LB13 - 022	中山	+	+	−	−	−	+	−	羊 3 型
LB13 - 023	中山	+	+	−	−	−	+	−	羊 3 型

（续表）

菌株编号	菌株来源	血清凝集			RTD 噬菌体				鉴定结果
		A	M	R	Tb	Wb	BK2	Fi	
LB13－024	惠州	+	+	－	－	－	+	－	羊 3 型
LB13－025	深圳	－	+	－	－	－	+	－	羊 1 型
LB13－026	茂名	+	+	－	－	－	+	－	羊 3 型
LB13－027	广州	+	+	－	－	－	+	－	羊 3 型
LB13－028	深圳	+	+	－	－	－	+	－	羊 3 型
LB13－029	广州	+	+	－	－	－	+	－	羊 3 型
LB13－030	中山	－	－	－	－	+	+	－	猪 3 型
LB13－031	中山	+	+	－	－	－	+	－	羊 3 型
LB13－032	惠州	+	+	－	+	+	+	+	牛 3 型
LB13－033	深圳	－	+	－	－	－	+	－	羊 1 型
LB13－034	佛山	+	+	－	－	－	+	－	羊 3 型
LB13－035	佛山	+	+	－	－	－	+	－	羊 3 型
LB13－036	深圳	+	+	－	－	－	+	－	羊 3 型
LB13－037	广州	+	+	－	－	－	+	－	羊 3 型
LB13－038	东莞	+	+	－	－	－	+	－	羊 3 型
LB13－039	江门	+	+	－	－	－	+	－	羊 3 型
LB13－040	广州	+	+	－	－	－	+	－	羊 3 型
LB13－041	广州	+	+	－	－	－	+	－	羊 3 型
LB13－042	中山	+	+	－	－	－	+	－	羊 3 型
LB13－043	阳江	+	+	－					待分型
LB13－044	茂名	+	+	－					待分型
LB13－045	佛山	+	+	－					待分型

　　2014 年，全省共分离到 86 株布病菌株，其中羊种 3 型 62 株（广州 15 株，中山 14 株，佛山 13 株，深圳 10 株，东莞、惠州各 3 株，珠海、湛江、肇庆、河源各 1 株），羊种 1 型 18 株（中山 11 株，深圳 3

株，佛山2株，广州、惠州各1株），猪种3型3株（中山2株，佛山1株），羊种2型1株（广州），羊种1株（广州），待分型1株（广州）。

2015年，广东省疾病预防控制中心加强对病例菌株的收集工作，要求各地尽量上送病例标本或者菌株。全省共分离到115株布病菌株，其中羊种3型105株（广州31株，中山16株，河源14株，佛山14株，深圳8株，惠州12株，东莞3株，珠海4株，湛江、清远、阳江各1株），羊种2型1株（惠州），羊种未分型2株（深圳、东莞各1株），猪种3型6株（茂名、中山各2株，深圳、佛山各1株），待分型1株（东莞）。

（3）人群特征。广东省布病主要为散发，1955—1995年主要为畜牧、养殖、屠宰等职业人群发病；2001年以来，除屠宰、销售等职业人群高发外，疫情扩散到农民、家务及待业等普通人群（见图4-4）。

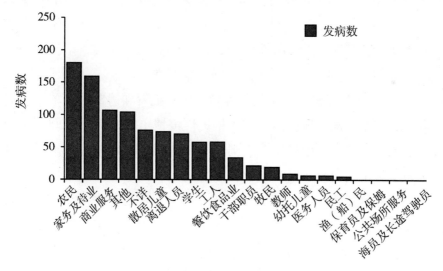

图4-4 广东省2004—2015年布病职业分布

（4）宿主情况。1955—1995年，广东省布病的主要宿主为猪、牛、犬，其中猪作为主要的传染源。但2000年以来，随着广东省与外省牲畜交易活动日益频繁，由于检疫不严，带菌的羊只流入广东省，羊只逐渐成为广东省布病的主要传染源。

3. 聚集及暴发情况

（1）汕头市养猪场暴发疫情。1970年4月汕头市中山公园建一养猪场，设两个分场，共养猪1552余头，其中公猪6头，母猪260头，小猪700余头，肉猪586头。猪场有职工80人。该场干部王某，男，57岁，于1971年3月出现发热、发冷、出汗、疲乏等症状。王某经常在猪栏内参加劳动，怀疑布病，于当年5月采血送广东省流行病防治研究所做布鲁氏菌血清凝集试验，结果可疑阳性（1∶80）。同年10月再次做布鲁氏菌血清凝集试验，出现阳性（1∶200），诊断为布病。不久送内蒙古住院治疗70余天痊愈，至今家访身体健康。在此期间，全场陆续有7人出现程度不同的发热、畏寒、全身酸痛、乏力、流汗多、关节疼痛等症状，经布鲁氏菌血清凝集试验，均为阳性（1∶100~400），诊断为布病。当即引起汕头市防疫站重视，对该场职工及猪进行血清学调查，有82人采血，9人阳性，阳性率为10.93%；猪84头，阳性42头（1∶50以上），阳性率为50%。次年再检查9人，阳性3人，阳性率为33.3%；查猪154头，阳性72头，阳性率为47%。因条件所限未进行病原学调查。

（2）2006年以来，由于奶牛养殖、羊只批发和屠宰以及羊奶供应等原因，广东省部分地区偶有布病聚集性疫情出现。例如，2006年深圳市宝安区公明某奶牛场出现7例聚集性病例，2008年广州市白云区某牲畜交易市场出现9例聚集性现症病例，2010年珠海某市场从业人员出现2例聚集性病例，2011年惠州市博罗县某私人羊养殖场出现2例聚集性病例，2012年广州市海珠区某家庭出现3例聚集性病例以及江门市开平某私营羊只屠宰场出现2例聚集性病例。

（3）河源市紫金县暴发疫情。2015年4月13日，河源市紫金县疾控中心报告一起布鲁氏菌病聚集性疫情，共报告5例病例。接报后，广东省疾病预防控制中心于4月15日派出流行病、实验室检测专家，会同河源市疾病预防控制中心和紫金县疾病预防控制中心，对该起聚集性病例疫情进行现场调查。

自 1 月 19 日至 6 月 9 日，紫金县共报告确诊病例 169 例，病例主要临床表现为发热（72.19%）、肌肉关节痛（73.96%）、乏力（40.24%）、多汗（26.04%）等，其中发热病例发热持续时间在一周以内的占发热病例总数的 55.03%（93/169）。首例病例发生于 1 月 19 日，末例为 6 月 2 日；169 例病例发病时间集中在 2—5 月。在 2 月 23 日和 4 月 20 日出现两个发病高峰。169 例病例主要分布在龙窝镇 13 个村和 1 个居委，其中桂山村、龙窝居委、高坑村、龙窝村、琴星村、连塘村和竹径村病例数较多，占全部病例的 83.43%（141/169）。169 例病例中男 85 例，女 84 例；年龄最小 8 个月，最大 84 岁，年龄中位数 12 岁，发病年龄主要集中在 10 岁以下年龄组。经过病例对照研究，对发生布病的危险因素进行分析，结果显示饮用鲜羊奶是可疑危险因素，OR 值为 36.25，剂量反应关系分析显示，每周饮用该羊奶的量越多，发生布病的风险越高，确定传播途径为饮用鲜羊奶。经过采取措施包括流行病学调查、病例搜索、临床救治、疫点处理、染疫羊只处理、健康宣教、技术培训，疫情得到有效控制。

（二）畜间布鲁氏菌病的流行

1. 背景

2001 年广东省有 21 个地级市，人口 7000 多万人，畜牧业以猪、牛、禽为主。2001 年生猪存栏 2300 万头左右，牛存栏 500 万头左右。牛以水牛为主，黄牛次之，且多为役用。奶牛数量不多，全省只有 3 万头左右，大部集中于广州、深圳两市。山区有少量的肉用山羊。广东省基本上没有绵羊、骡、驴等牲畜。

据历史资料记载，广东省首例布病是 1955 年 10 月布病首次在广州市畜牧场发生和流行，引起多个农牧场的关注。本次流行主要是 1955 年广西良丰农场从香港引进猪途经广州，暂时寄养广州畜牧场而造成该场猪只感染发病。后相继有英德、中山、潮安、新会等县和湛江地区的农垦场报道有母猪流产，经血清学检查确诊为布病，并陆续有布病流行的报道。猪种带病是主要传染源，尤其是公猪，因公猪精液带菌，通过配种可感染大批母猪，不但引起猪的发病，同时还引起人和犬发病。如顺德某场一名女配种员感染猪种Ⅲ型布鲁氏菌，引起发病、流产。犬的布病多由犬种（R）布鲁氏菌引起，但广东省的家犬既有犬种布病，也有猪种布病。

广东由于地处沿海，国内外的种畜进出口多途经本省，有的甚至偷运进来，因此传染源较为复杂，稍一放松检疫，极易引起布病流行，甚至暴发。如1986年广东省兽医防疫检疫站委托深圳动物检疫所抽检7个省25个产区的经粤供港肉猪，就有6个省12个产区肉猪检出布病阳性。这些产区是：江西省的进贤，河南省的南阳、孟庙、西平，湖北省的鄂城、云梦，湖南省的礼陵、汨罗、岳阳，广西壮族自治区的武鸣、芦村，浙江省的上街。由此可见，广东省布病的传染源是复杂的，检疫工作非常重要，亟待加强。自1979年开始，遵照中央地方病领导小组和农业部的部署，在全省范围开展有计划的畜间布病普查监测和净化工作，并制定颁发《广东省家畜布鲁氏菌病防制措施》，在全省贯彻执行。

2. **流行特点**

（1）广东省布病流行以猪种布鲁氏菌为主。由于南方气温较高且潮湿，流行没有季节性，一年四季均可发生。但不同类型地区差别较为明显。据调查，山区仅零星散发，甚至无疫情。如粤北山区（韶关8个县区）坚持每年检疫一次，至今仍未发现布病流行。这可能是与交通、经济、种畜流通等因素有关。而沿海的平原地区，疫情较为严重，病畜明显增加，珠江三角洲平原地区多呈暴发性流行。

（2）流行与猪的饲养方式有很大关系。农村传统型方式是一家一户分散圈养或放养的牲畜，相互接触的机会不大，布病仅呈散发性流行。而集约化的大、中型猪场，由于猪群密集，又是自繁自养，即使引入一头有病种猪，也会很快在全场蔓延而造成布病暴发。特别是新建的猪场，初产母猪流产相当高，同时还造成人的感染发病。如恩平市大槐华侨农场，由于引进种猪时没有进行布病检疫，结果全场暴发布病，阳性率高达49.26%，母猪流产率45.02%，饲养员感染发病率

58.33%；郁南县沙子岭猪场也由于不注重布病检疫，出现布病急性暴发，阳性率达 59.35%，初产母猪流产率 100%，经济损失几十万元。

（3）流行与品种有关。据多年的调查，纯种外种猪，如杜洛克、汉普夏、长白等，感染率较高；杂种猪次之；土种猪感染率最低。

（4）流行与性别、年龄有关。从农村的调查看，成年公猪感染率高于成年母猪，仔猪感染率最低，仅个别感染。可见布病对公猪的危害性最大。

3. 广东省猪种布鲁氏菌病暴发的地区和时间

广州市：广州市畜牧场（1955）；广州市农科所（1978）；珠江华侨场（1987）；广州登峰场、广州钟落潭场（1988）。

清远市：英德黄陂场（1956）；清远洲心桂坑场、清远洲心站、清远场、清远桂坑公社场（1965）；英德红星场、英德英雄场（1982）。

惠州市：惠州马鞍围场、惠州果化场（1956）；惠州示范场（惠阳）、惠阳大江场（1957）；惠州地区农科所（1960）。

中山市：中山农场、中山西墟场（1956）；中山良种场（1991）。

汕头市：汕头中山公园（1976）、澄海白沙场（1976）；汕头西港场（1986）。

阳江市：阳春岗美场（1976）。

肇庆市：肇庆良种场（1978）；高要农科所（1981）；肇庆鼎湖场（1991）；郁南沙子岭场（1992）。

佛山市：高明横江场（1977）。

湛江市：廉江河堤场、湛江新华农场（1979）；湛江湖光场、徐闻农科所（1980）；电白松江场（1982）；湛江收获场（1982）；湛江金星场（1988）。

茂名市：化州和平场（1981）。

江门市：新会天马场（1981）；恩平大槐华侨场、台山海宴华侨场（1988）；开平龙尾岗场（1992）。

梅州市：梅县扶大农场（1982）。

顺德市：顺德桂州场（1983）。

东莞市：东莞黄旗场（1986）。

珠海市：斗门红旗华侨场、斗门井岸场（1986）。

4. 阳性畜的种类分布

广东省动物布鲁氏菌病的阳性动物有犬（开平）、猪和羊（广州）。

1979—1994 年，广东省在布鲁氏菌病的调查及有关历史资料显示，1962—1965 年广东省流行病防治研究所在广州市燕塘农场、广州新洲畜牧场、广州市畜牧场，从 19 份猪、奶牛、羊的检材中有 13 份分离出羊种布鲁氏菌（菌株编号为 1～4、8～12）。1974 年海南省的检材中分离猪种Ⅲ型布鲁氏菌（菌株编号为 13～14）。1965 年广州市禽畜防疫站在广州市畜牧场，从 6 份猪的检材中有 5 份分离出猪种Ⅲ型布鲁氏菌。1977—1978 年中国兽药监察所在高明横江猪场、广州市农科所，从 45 份猪的检材中有 3 份分离出猪种Ⅲ型布鲁氏菌（菌株编号为 15～17）。1985—1993 年广东省兽医防疫检疫站在增城、开平、斗门、汕头、番禺、东莞、顺德、湛江、广州、台山、珠海、阳东、肇庆、新会等市县猪场，共 530 份检材（其中饲养员血液 3 份）中分离出布鲁氏菌 131 株，其中犬种 R 型菌株编号为 29～31，其余为猪种Ⅲ型布鲁氏菌。1994 年广东省兽医防疫检疫站从东莞麻涌猪场 13 份猪的检材中有 1 份分离出猪种Ⅲ型布鲁氏菌（菌株编号为 149）。上述未含广东省卫生防疫站分离的布鲁氏菌数。据不完全统计，自 1979 年以来，广东省全面开展对牲畜布病的普查、检测和防制工作，细菌培养分离材料 4762 份，检出布鲁氏菌 155 株，分别分布在 9 个市 26 个疫点。经鉴定，属猪种第Ⅲ生物型的有 152 株，属犬种（R）的有 3 株，4 株为从可疑病人血液中分离出来的猪种第Ⅲ生物型。至今尚未发现羊种和牛种布鲁氏菌。

5. 传播途径及传播因素

（1）传播途径：猪种布氏病和其他种布鲁氏菌一样，可以通过体表皮肤、黏膜、消化道、呼吸道等途径侵入机体而引起发病。

（2）传播因子：病猪的流产物、精液、奶、内脏和母猪阴道分泌物，均可成为传播因子。据多年调查，90%的急性发病的公猪精液可以培养出病原菌，发病的母猪阴道分泌物仍然带菌。

（3）流行因素：广东省猪种布病流行与地理环境关系不大，但社会因素对布病的流行起着重要作用。由于检疫制度不健全，加上牲畜交易和调运频繁，特别是引种时不重视检疫以致误购进病猪畜等，常引起布病的传播甚至暴发。

（4）临床症状：不同种类不同性别的牲畜，其临床症状有一定的差异。病情轻者临床症状不明显，只有用血清学或细菌学方法才能确诊。患病母畜不孕、阴道炎，尤其是初产母猪大多数在怀孕45～60天出现流产、死胎、阴道炎，流产后少数不孕；患病公猪多数出现侧性睾丸肿大（尤其是左侧）、关节炎等，严重的会失去配种能力。

（卢洪芬）

第五章　广东省布鲁氏菌病防治措施

广东省人间布病疫情的防控与畜间疫情的防控密切相关，多年来卫生与畜牧部门通力协作，通过对传染源实行检疫、扑杀阳性牲畜、口服疫菌免疫、人工授精、关闭或迁移阳性屠宰场、健康教育和强化人群监测等措施，在 2000 年分别达到了畜间疫情和人间疫情的稳定控制标准。

一、组织措施

（一）人间布病防治的组织领导

广东省人间布病防治工作由卫生厅（现为省卫生健康委）负责组织实施。各级卫生防疫站（现为疾病预防控制中心）负责布病的监测疫情的调查，并配合农业部门针对可疑传染源进行调查处置。各级医疗机构负责病人的诊断、报告和规范治疗。

（二）畜间布病防治的组织领导

1. 机构变动

新中国成立后，为了尽快恢复和发展农牧业生产，广东于 1950 年 1 月将原"国民政府广东省建设厅农林处兽疫防疗所"改建为"广东省人民政府农林厅家畜保育所"。1952 年在家畜保育所内设立兽医细菌诊断室。1954 年家畜保育所及兽医细菌诊断室撤销，在农林厅内设家畜保育科，各专区家畜保育队人员编制下放各专区农林（业）处交通兽医检疫站。1956年少数生产先进县建立了区级畜牧推广站。1957年畜牧推广站都先后撤销。1958年部分专县成立畜牧局，内设兽医科。1959年重新成立广东省兽医诊断室，各专区及部分县也相继设立兽医细菌诊断室，各公社建立畜牧兽医站。1962年设立广东省防治疫病指挥部，由省农业、商业、外贸、交通等厅局或其属下公司等组成。广东省农业厅畜牧局兽医科下设防疫大队。在"文化大革命"时期，兽医防疫机构被压缩，1968年广东省防治牲畜疫病指挥部和各级畜牧兽医管理机构被撤销。兽医防疫工作处于瘫痪状态。1972年广东省农业局成立后，恢复健全了省、地（市）级兽医诊断室。1974年成立广东省农业局兽医诊断室；1978年恢复广东省兽医防疫大队，兽医诊断室与兽医防疫大队合署办公；1979年把广东省兽医防疫大队改名为广东省兽医防疫站。1986年成立广东省畜牧局。1994年广东省畜牧局被撤销。1988年把广东省兽医防疫站改名为广东省兽医防疫检疫站。1996年成立广东省兽医卫生监督检验所。1998年在广东省兽医防疫检疫站加挂广东省动物疫病监测中心牌子。2001年机构改革把广东省兽医防疫检疫站更名为广东省动物防疫监督总所，保留广东省动物疫病监测中心牌子，正处级事业单位。主要任务：负责动物防疫和动物防疫监督工作；调查、监测及处理动物疫情，组织诊断疑难病症；管理动物防疫监督证章标志；负责预防使用生物制品的管理和推广工作。目前，广东省畜间布病防治工作由农业厅负责组织实施。

2. 职责和保障

（1）各级政府把布病防制工作作为一项长期的任务，纳入议事日程，切实加强领导。由各级地方病领导小组办公室协调各部门和社会力量，加强目标和法制管理。同时，处理好经济效益和防疫灭病的关系，合理安排查防经费和有关物资。

（2）认真学习、宣传实施《传染病防治法》和《家畜防疫条例》，进一步完善布病防制工作有关规定，把布病防制工作纳入法制管理轨道。并严格遵照卫生部、农业部《布鲁氏菌病诊断方法，疫区制定和控制区考核标准》规定的控制标准、诊断方法进行考核验收。

县（区）达标的由市进行考核验收；全市达标的由市将总结材料报省申请考核验收。

（3）加强部门协作，搞好综合治理。布病防治工作涉及农牧、卫生、商业、外贸、农垦、司法、部队、工商管理、铁路、交通等部门，地方各级也应根据国务院办公厅转发《卫生部关于进一步加强地方病防治工作几点意见》的通知规定的国务院有关部委地方病防治工作职责，各司其职，密切合作。凡有家畜饲养和畜产品加工、经营的部门，要切实加强兽医卫生管理，主动做好防制布病工作。

（4）加强队伍建设。各市、县（区）要配备从事布病防制专业人员，完善各项制度，举办各种类型学习班，加强宣传教育，提高专业人员和畜牧业从业人员素质，使布病防制任务落实到基层。

（5）布病防制经费。经费主要来源由国家农业部、财政部资助，采取中央、省、市、县（区）和乡镇分级负担，以县（区）为主的原则；各市、县（区）要把布病防制列入规划，合理安排防制经费；集体、个人也要合理负担一部分；各级畜牧部门要实行各种责任制，开展有偿服务，增加经费来源，同时也要专款专用，节约和合理使用经费。1979—2001 年共下拨布防经费 263.87 万元。

二、技术措施

（一）传染源管理策略

广东省对动物布鲁氏菌病实施"检疫、扑杀阳性畜、服苗免疫、推广人工授精"等综合防制措施。广东省卫生和畜牧部门紧密协作，结合广东省实际，针对广东省布病是猪种和犬种布鲁氏菌引起流行的特点，制定防制规划，在 1986 年和 1988 年制定、修订了《广东省畜间布鲁氏菌病防制措施》。

1. 检疫

凡外购种猪在购进后及配种前必须进行布病检疫，合格后才能供配种使用；国营集体场（站、所）饲养的种猪和民间私养的种公猪以及奶牛、奶山羊应坚持每年检疫一次，阳性公猪配种活动范围内的母猪每年按5%～10%抽检。

2. 扑杀阳性畜

凡经血清学检验为阳性的种公猪、奶牛、奶山羊必须全部扑杀，阳性母猪根据实际情况分别处理。若数量不多则扑杀；数量较多或是良种，因扑杀会造成较大的经济损失时，则采取隔离饲养逐步淘汰的办法。因扑杀造成的经济损失属国营和集体的由饲养单位负责，属农户私养的由政府拨款给畜牧部门按照畜价给予半数左右的经济补偿，以减少净化疫点的压力。2000年，据不完全统计，全省共扑杀或淘汰阳性畜12135头，其中阳性猪11391头，阳性奶牛722头，阳性羊22头。

3. 服苗免疫

凡面向社会经营配种的公猪应定期进行检疫，布病及规定的其他检验项目均合格者发给种公畜配种许可证，凭证配种。对疫点内及其周围的阴性种猪每年口服猪Ⅱ号弱毒疫苗免疫一次。疫苗费用，国营和集体单位自行负担，政府仅对农民免费供应疫苗。有计划地对阴性种畜进行口服疫苗免疫，其中阴性公猪要定期按质按量100%服苗免疫。1982—2000年（根据农业部要求，广东省2001年开始停止口服布鲁氏菌病疫苗），据不完全统计，全省共免疫种猪1032687头次，收到很好的效果。

4. 推行人工授精

在疫情较重、阳性母猪数较大的疫区推行人工授精。这可避免因配种而互相感染。

（二）扑灭畜间疫情

广州畜牧场1955年10月首次发现猪流产，经血清学证实为布病，连续流产至1956年，计查122头，66头阳性（54%），及时将阳性猪隔离、宰杀，猪栏消毒处理。惠阳马鞍种畜场1956年发生布病猪，全部阳性猪宰杀，猪栏及其污染物彻底消毒。广州畜牧场在 20 世纪 60 年代发现羊、猪布病后，将羊、猪全部处理，不再饲养以保护奶牛群，十几年来该场每年对奶牛做试管凝集试验，阳性率在 1‰左右，基本上控制了布病。

（三）加强对技术人员的培训

（1）多次派员参加农业部和卫生部共同举办的布病学习班和各种研讨会。1981—1995 年，先后有省和地市县兽医防疫检疫站共派出 17 人参加学习。

（2）为提高布病防制及检验技术水平，全省举办若干期技术培训班，进一步提高各级兽医人员的防治知识、普及新的检验方法。由省举办或派员到市、县协助举办防制布病学习班。1979—1995 年，共办班 21 期（不含地市、县自己举办的），参加学习人数有 810 多人。

表 5 - 1　广东省布鲁氏菌病血清学调查情况一览表

调查年份	检查县（市、区）数 畜间	检查县（市、区）数 人间	阳性县（市、区）数 畜间	阳性县（市、区）数 人间	检查数 畜间	检查数 人间	阳性数 畜间	阳性数 人间	阳性率(%) 畜间	阳性率(%) 人间	猪 检查数	猪 阳性数	猪 阳性率(%)	牛 检查数	牛 阳性数	牛 阳性率(%)	羊、犬 检查数	羊、犬 阳性数	羊、犬 阳性率(%)
1979	107		54		16654		609		3.66		11911	540	4.53	4691	68	1.45	52	1	1.92
1980	36		22		5784		133		2.30		1567	57	3.64	4217	76	1.80	0		
1981	101		48		15236		542		3.60		11542	510	4.40	3516	16	0.46	178	16	8.99
1982	104		52		26144		841		3.22		18328	700	3.80	7806	141	1.81	10		
1983	109		44		24057		525		2.18		15804	385	2.44	8187	140	1.71	66		
1984	108		40		20841		436		2.09		15743	407	2.59	4933	29	0.59	165		
1985	111		47		33461		1474		4.41		22516	1422	6.32	10757	52	0.48	188		
1986	109	88	46	45	67086	43476	2641	184	3.94	0.42	54430	2595	4.77	11403	34	0.30	1253	12	7.27
																	（犬853）	（犬11）	
1987	112		38		45953		996		2.17		30502	979	3.21	15166	17	0.11	285		
1988	113		32		40677		734		1.80		25438	734	2.89	14459			780		
1989	106	6	28	6	57619	2853	404	24	0.70	0.84	37231	404	1.09	20038			350		
1990	108	16	22	5	73641	6994	427	32	0.58	0.45	53205	427	0.80	20072			337		

（续表）

调查年份	检查县(市、区)数		阳性县(市、区)数		阳性数		阳性率(%)		猪			牛			羊、犬		
	畜间	人间	畜间	人间	畜间	人间	畜间	人间	检查数	阳性数	阳性率(%)	检查数	阳性数	阳性率(%)	检查数	阳性数	阳性率(%)
1991	108	28	22	5	176	14	0.33	0.14	43364	176	0.51	20324			327		
1992	108	29	15	3	331	14	0.49	0.16	54088	331	0.69	19645			374（含犬）		
1993	106	36	6	4	182	14	0.27	0.15	47679	182	0.38	18317			673		
1994	103	28	3	2	25	3	0.05	0.04	31049	25	0.08	15471			823		
1995	109	31	2	4	3	15	0.18	0.004	44693	3	0.006	16206			2484（犬11）		
1996	4	19	2	1	3	4	0.08	0.005	40209	2	0.005	14687			3602（犬10）	1	0.02
1997	35	26	2	0	9	0	0.02	0.00	31612	9	0.028	9703			4221（犬15）		
合计	1857	307	525	75	10491	304	1.24	0.28	590911	9888	1.67	239598	573	0.24	16168	30	0.19

表5－2　广东省1955—1980年职业人群血清学调查情况一览表

单　位	调查年份	人数	阳性人数	阳性率（%）
（不详）	1956	37	3	8.10
广州畜牧场	1957	37	7	16.21
英德县	1956	36	11	30.55
黄坡畜牧场	1957	26	8	30.70
惠阳马鞍围种畜场	1956	143	5	3.51
广州燕塘农场	1962	57	10	17.54
汕头市	1971	82	9	10.97
中山公园猪场	1972	9	3	33.33
海南军区澄迈生产基地	1974	608	49	8.10
肇庆畜牧局系统	1979	55	10	18.18
广州市农科所	1980	14	0	0

三、成效与经验

在省委、省政府的领导和农业部畜牧兽医局的指导下，广东省各级畜牧兽医行政部门和广大畜牧兽医工作者，认真贯彻执行《中华人民共和国动物防疫法》、农业部和卫生部《布鲁氏菌病全国监测工作试行方案》、农业部《1996—2000年全国布鲁氏菌病防制规划》和《广东省畜间布鲁氏菌病防制措施》等法律、法规和规范性文件，在总结"六五"（1981—1985年）、"七五"（1986—1990年）、"八五"（1991—1995年）期间全省畜间布鲁氏菌病防制工作的基础上，认真落实"九五"（1996—2000年）各项防制规划。

广东省"八五"期间，根据农业、卫生两个部对布鲁氏菌病考核验收的条件、方法和标准，组织了验收工作组，分期分批对全省86个布鲁氏菌病疫区县进行全面考核验收。到1995年11月，达到国家稳定控制标准的有 53 个县，达到国家控制标准的有 33 个县。

"九五"期间，进一步强化检疫（检测）、扑杀（淘汰）阳性畜，净化环境和严防外来疫源传入，巩固了布鲁氏菌病防制效果。

总的发病情况如下：

（1）经调查核实，证实广东省 85 个县区为布病疫区，分布于全省 20 个地级市（韶关市除外）。

（2）经过卫生部门和农业部门的共同努力，广东省于 1996 年控制了人间布病疫情，于 1999 年达到卫生部人间布病稳定控制标准。

（3）通过连续不断监测，广东省布病发病仍处于较低的散发水平，职业人群发病主要仍以外源性羊只输入引起为主。

第六章　广东省布鲁氏菌病监测

广东省畜牧检疫部门和卫生防疫部门为摸清全省畜间和人间布病流行情况，分别从 1979 年和 1984 年起在畜间和职业人群中开展了布病摸底调查，查清了广东省布病的基本情况。自此制定了相关防制策略，经多年的组织实施，到 1998 年广东省畜间布病疫情已得到控制，人间布病也得到稳定控制，主要是控制和消灭家畜布病，以达到预防人群感染，保障人、畜安全。

一、畜间布鲁氏菌病监测

广东省历年来把布鲁氏菌病防制工作作为政府日常工作。布鲁氏菌病是广东省重点防制的"一疫二瘟三病"之一。省兽医防疫检疫站设专人负责具体技术监测和指导，并设立专门的实验室。为确保布鲁氏菌病防制工作的顺利进行，省里及时下拨专项经费，明确专款专用。同时加强对监测点的监控，要求各市或各监测点也相应明确专人负责布鲁氏菌病防制工作，做到统一管理，统一指挥，定期交流汇报，及时研究解决布鲁氏菌病防制工作中的实际问题。

由于领导重视，部门配合，各级畜牧兽医技术人员共同努力，全面开展了布鲁氏菌病查防及监测工作。"九五"期间以来，仍然继续坚持年年监测，巩固防制成果。

（一）监测要求

（1）达到稳定控制标准的县（市、区）的做法：一是原有种畜每年抽检10%，与外省相邻的乡镇的种畜每年抽检20%。二是种畜场、奶畜场、配种站、品种改良站，引进种畜、奶畜，必须进行布鲁氏菌病等项检疫，阴性畜才能引进。引进后隔离饲养，配种前须进行布鲁氏菌病复检，确认无布鲁氏菌病后才能投入配种使用。个体户选购种畜、奶畜须进行布鲁氏菌病检疫，购入后须向当地畜牧兽医站登记备案，在配种前进行布鲁氏菌病复检。经营性的配种单位和专业户凭种公畜健康合格证从事配种业务。

（2）达到控制标准的县（市、区）的做法：一是原疫情较轻（历史上仅发生过一两次疫情、病畜数量极少）的县（市、区）每年对种畜抽检20%，与外省相邻的乡镇的种畜每年抽检30%。二是原疫情较重、考核验收时或近年来仍然有阳性种畜的县（市、区），每年仍须对全部种畜进行检测，并进行服苗免疫，直到全部种畜转为阴性为止。次年仍按20%和30%抽检。检出的阳性种畜，必须作淘汰处理。三是引进种畜的检疫按达到稳定控制标准的县（市、区）的第二项要求进行。

（3）全省奶畜场每年进行一次布鲁氏菌病检疫，有条件的奶牛场可自检，检出可疑阳性的，上送省兽医防疫检疫站确诊。确诊阳性的都作淘汰处理，同群的阴性畜立刻服苗免疫。

（4）广东省布鲁氏菌病全国重点监测点（阳东县）和省内设立增城、阳春、新会、三水、惠来、遂溪、电白、鼎湖共8个监测点的工作要求如下：

①县（市、区）辖区内的种猪场饲养的种猪100头以上的，每年秋防前由当地畜牧部门抽检50%（抽检总数不得少于100头）；100头以下的全部检疫。商品猪场的公猪抽检50%，母猪抽检10%。

②配种站、品种改良站和专业配种户饲养的公猪、奶牛、奶山羊，每年9月（秋防前）全部采血检验，凡检出可疑阳性的上送省兽医防疫检疫站复检。

③每年9月在屠场采集当地上市肉猪的腹股沟淋巴结50～100头份，自检或上送省兽医防疫检疫站进行病原分离。

（二）监测结果

历年来广东省对布鲁氏菌病监测结果，全省受检牲畜 1052755 头（其中：猪 729606 头、牛 295190 头、羊 26948 只、犬 1011 只），检出阳性畜 12135 头，阳性率为 1.15%。具体监测情况如下：

1955 年受检猪 122 头，检出阳性 66 头，阳性率为 54.09%。

1956 年受检猪 1373 头，检出阳性 381 头，阳性率为 27.75%。

1957 年受检猪 486 头，检出阳性 134 头，阳性率为 27.57%。

1960 年受检猪 200 头，检出阳性 87 头，阳性率为 43.5%。

1962 受检牲畜 244 头（其中：猪 107 头、牛 137 头），检出阳性畜 77 头，阳性率为 31.55%（其中：检出阳性猪 8 头，阳性率 7.48%；检出阳性牛 69 头，阳性率 50.36%）。

1965 年受检牲畜 2657 头（其中：猪 1071 头、牛 1376 头、羊 210 只），检出阳性畜 281 头，阳性率为 10.56%（其中：检出阳性猪 200 头，阳性率 18.67%；检出阳性牛 78 头，阳性率 5.67%；检出阳性羊 3 头，阳性率 1.43%），其中检马 125 头均为阴性。

1966 年受检猪 565 头，检出阳性 84 头，阳性率为 14.87%。

1967—1970 年缺资料。

1971—1976 年受检猪 1386 头，检出阳性 300 头，阳性率为 21.65%。

1977 年受检猪 323 头，检出阳性 68 头，阳性率为 21.05%。

1978 年受检猪 371 头，检出阳性 171 头，阳性率为 46.09%。

1979 年受检牲畜 16654 头（其中：猪 11911 头、牛 4691 头、羊 52 只），检出阳性畜 573 头，阳性率为 3.44%（其中：检出阳性猪 504 头，阳性率 4.23%；检出阳性牛 68 头，阳性率 1.45%；检出阳性羊 1 头，阳性率 1.92%）。

1980 年受检牲畜 5794 头（其中：猪 1567 头、牛 4217 头、羊 10 只），检出阳性畜 133 头，阳性率为 2.3%（其中：检出阳性猪 57 头，阳性率 3.64%；检出阳性牛 76 头，阳性率 1.8%；羊未检出阳性）。

1981 年受检牲畜 15236 头（其中：猪 11542 头、牛 3516 头、羊

178 只），检出阳性畜 542 头，阳性率为 3.56%（其中：检出阳性猪 510 头，阳性率 4.42%；检出阳性牛 16 头，阳性率 0.46%；检出阳性羊 16 头，阳性率 8.99%）。

1982 年受检牲畜 26144 头（其中：猪 18328 头、牛 7806 头、羊 10 只），检出阳性畜 841 头，阳性率为 3.22%（其中：检出阳性猪 700 头，阳性率 3.82%；检出阳性牛 141 头，阳性率 1.81%；羊未检出阳性）。

1983 年受检牲畜 24057 头（其中：猪 15804 头、牛 8187 头、羊 66 只），检出阳性畜 525 头，阳性率为 2.18%（其中：检出阳性猪 385 头，阳性率 2.44%；检出阳性牛 140 头，阳性率 1.71%；羊未检出阳性）。

1984 年受检牲畜 20841 头（其中：猪 15743 头、牛 4933 头、羊 165 只），检出阳性畜 436 头，阳性率为 2.09%（其中：检出阳性猪 407 头，阳性率 2.59%；检出阳性牛 29 头，阳性率 0.58%；羊未检出阳性）。

1985 年受检牲畜 33391 头（其中：猪 22516 头、牛 10757 头、羊 118 只），检出阳性畜 1474 头，阳性率为 4.41%（其中：检出阳性猪 1422 头，阳性率 6.32%；检出阳性牛 52 头，阳性率 0.48%；羊未检出阳性）。

1986 年受检牲畜 67018 头（其中：猪 54430 头、牛 11403 头、羊 332 只、犬 853 只），检出阳性畜 2641 头，阳性率为 3.94%（其中：检出阳性猪 2595 头，阳性率 4.77%；检出阳性牛 34 头，阳性率 0.3%；检出阳性羊 1 头，阳性率 0.3%；检出阳性犬 11 只，阳性率 1.29%）。

1987 年受检牲畜 45953 头（其中：猪 30502 头、牛 15166 头、羊 285 只），检出阳性畜 996 头，阳性率为 2.17%（其中：检出阳性猪 979 头，阳性率 3.21%；检出阳性牛 17 头，阳性率 0.11%；羊未检出阳性）。

1988 年受检牲畜 40677 头（其中：猪 25438 头、牛 14459 头、羊

780 只），检出阳性畜 734 头，阳性率为 1.8%（其中：检出阳性猪 734 头，阳性率 2.89%；牛、羊均未检出阳性）。

1989 年受检牲畜 57619 头（其中：猪 37231 头、牛 20038 头、羊 350 只），检出阳性畜 404 头，阳性率为 0.71%（其中：检出阳性猪 404 头，阳性率 1.08%；牛、羊均未检出阳性）。

1990 年受检牲畜 73614 头（其中：猪 53205 头、牛 20072 头、羊 337 只），检出阳性猪 427 头，阳性率为 0.58%（其中：检出阳性猪 427 头，阳性率 0.803%；牛、羊均未检出阳性）。

1991 年受检牲畜 64015 头（其中：猪 43364 头、牛 20324 头、羊 292 只、犬 35 只），检出阳性畜 176 头，阳性率为 0.27%（其中：检出阳性猪 176 头，阳性率 0.41%；牛、羊、犬均未检出阳性）。

1992 年受检牲畜 74107 头（其中：猪 54088 头、牛 19645 头、羊 337 只、犬 37 只），检出阳性畜 331 头，阳性率为 0.44%（其中：检出阳性猪 331 头，阳性率 0.61%；牛、羊、犬均未检出阳性）。

1993 年受检牲畜 66669 头（其中：猪 47679 头、牛 18317 头，羊 673 只），检出阳性畜 182 头，阳性率为 0.273%（其中：检出阳性猪 182 头，阳性率 0.382%；牛、羊均未检出阳性）。

1994 年受检牲畜 47343 头（其中：猪 31049 头、牛 15471 头、羊 823 只），检出阳性畜 25 头，阳性率为 0.05%（其中：检出阳性猪 25 头，阳性率 0.08%；牛、羊均未检出阳性）。

1995 年受检牲畜 63383 头（其中：猪 44693 头、牛 16206 头、羊 2473 只、犬 11 只），检出阳性畜 3 头，阳性率为 0.01%（其中：检出阳性猪 3 头，阳性率 0.01%；牛、羊、犬均未检出阳性）。

1996 年受检牲畜 58508 头（其中：猪 40209 头、牛 14687 头、羊 3602 只、犬 10 只），补体结合反应试验检出阳性畜 3 头，阳性率为 0.01%（其中：检出阳性猪 2 头，阳性率 0.01%；检出外省调入阳性羊 1 只，阳性率 0.03%；牛、犬均未检出阳性）。阳性畜已扑杀处理。

1997 年受检牲畜 62157 头（其中：猪 46844 头、牛 11054 头、羊

4232只、犬27只），虎红平板凝集反应试验检出阳性畜9头，阳性率0.01%（其中阳性猪9头，阳性率0.02%；牛、羊、犬均未检出阳性）。阳性畜是从外省引进的公猪3头，其余6头为原疫区场漏查阳性公猪。阳性猪已全部扑杀处理。

1998年受检牲畜59135头（其中：猪36947头、乳牛17892头、乳山羊4284头、犬12只），虎红平板凝集反应试验检出阳性畜5头，阳性率0.01%（其中阳性猪3头，阳性率0.01%；乳牛2头，阳性率0.01%；羊、犬均未检出阳性）。阳性畜已全部扑杀处理。

1999年受检牲畜40707头（其中：猪21265头、乳牛15417头、乳山羊4011头、犬14只）。虎红平板凝集反应试验检出阳性猪1头，阳性率0.002%，牛、羊、犬均未检出阳性。阳性猪已扑杀处理。

2000年受检牲畜45355头（其中：猪31810头、乳牛12289头、乳山羊1244头、犬12只）。其中有少部分血清布鲁氏菌病虎红平板试验检查阳性，但用利凡诺尔试验复检均为阴性。牛、羊、犬均未检出阳性。

2001年受检牲畜36661头（其中：猪27437头、乳牛7130头、乳山羊2094头）。布鲁氏菌病虎红平板试验检查猪、牛、羊均未检出阳性。

从2001年开始，广东省禁止使用布鲁氏菌病疫苗，转入常规监测与净化阶段，要求所有奶牛都必须监测。2001年监测牲畜49859头，其中猪19739头、牛30120头，结果均为阴性。

2002年监测牲畜53103头，其中猪28583头、牛22506头、羊2014头，结果均为阴性。

2003年监测牲畜44862头，其中猪9702头、牛32498头、羊2662头，结果60头奶牛阳性。

2004年监测牲畜68552头，其中猪26764头、牛39188头、羊2600头，结果433头奶牛阳性。据调查，这些阳性奶牛主要是从省外引种所致。

2005年监测45889份牲畜血清，其中猪20695头、牛23729头、羊1465头。检出阳性牛55头、可疑阳性猪5头,并从外地进入广东省的待宰猪只中检测出可疑阳性猪28头。

2006年监测49537份牲畜血清,其中猪15577头、牛32862头、羊1098头。检出阳性奶牛31头、阳性水牛3头、可疑阳性肉猪1头。

2007年上半年监测9030份牲畜血清,其中猪2855头、牛5747头、羊428头。结果阳性奶牛1头、可疑阳性猪3头。

布鲁氏菌病在经历2001年(无阳性牲畜)、2002年(1头奶牛阳性)相对平静期后,2003年检出阳性数量显著增加(60头奶牛阳性),2004年检出433头奶牛,达到近六年来的最高峰。经过两年多的努力和有效措施的贯彻执行,阳性牲畜呈现逐年下降趋势。2005年检出阳性牛55头、可疑阳性猪5头,并从外地进入广东省的待宰猪只中检测出可疑阳性猪28头。2006年检出31头阳性奶牛、3头阳性水牛、1头可疑阳性肉猪。2007年上半年检出1头阳性奶牛、3头可疑阳性肉猪。

2007年广东省共对54705份牛、羊血清进行布鲁氏菌病检测,检出阳性12份,检出率0.02%。其中奶牛血清35806份,阳性12份;其他品种牛血清16833份,均为阴性;羊血清2066份,均为阴性。

2008年广东省共对25186份牛、羊血清进行布鲁氏菌病检测,检出阳性9份,检出率0.04%。其中奶牛血清22121份,阳性9份;其他品种牛血清104份,均为阴性;羊血清2961份,均为阴性。

2009年广东省监测了613个场点,其中种畜场70个、商品场330个、散养户213个。全省对24459份牛、猪和羊血清进行布鲁氏菌病检测,检出阳性14份,检出率0.06%。扑杀阳性畜14头(只)。其中奶牛血清8076份,阳性3份(广州市番禺区2份,江门鹤山市1份);其他品种牛血清1709份,阳性7份(广州市番禺区);羊血清7448份,阳性4份(广州市白云区);猪血清7226份,均为阴性。

2010年广东共监测了4467个场点,其中种畜场331个、商品场1588个、散养户2479个、市场10个、其他59个。对全省50963份猪、牛和羊的非免疫血清进行布鲁氏菌病监测,检出阳性5份,其中奶牛血清 3 份、猪血清 2 份，阳性率为 0.00981%，较之 2009 年的 0.06% 已有明显降低。对阳性畜进行扑杀处理。

2011 年广东省全年共检测非免疫血清 31157 份，其中奶牛血清 18721 份，其他牛血清 1999 份，羊血清 10437 份。检测结果表明，所有非免疫血清样品中，阳性样品数 1 份，阳性率仅为 0.003%。

2012 年全省共监测了 5753 个场点，其中种畜场 639 个、商品场 2586 个、散养户 2339 个、市场 52 个、其他 137 个。对全省 69076 份非免疫血清进行布鲁氏菌病检测，其中奶牛血清 23484 份、其他牛血清 3076 份、羊血清 5812 份、猪血清 36704 份，结果 6 份阳性，阳性率为 0.009%。检出的非免疫阳性畜已进行扑杀并无害化处理。

2013 年全省共监测了 2105 个场点，其中种畜场 297 个、商品场 1139 个、散养户 547 个、市场 34 个、其他场所 88 个。对全省 66312 份非免疫血清进行布鲁氏菌病检测，其中奶牛血清 27293 份、其他牛血清 2268 份、羊血清 8268 份、猪血清 28483 份，结果 11 份阳性，阳性率为 0.02%。检出的非免疫阳性畜已进行扑杀并无害化处理。

2014 年全省共监测了 2116 个场点，其中种畜场 297 个、商品场 1214 个、散养户 436 个、市场 118 个、其他场所 51 个。对全省 77810 份非免疫血清进行布鲁氏菌病检测，其中奶牛血清 30330 份、其他牛血清 3265 份、羊血清 12756 份、猪血清 31459 份，结果 32 份阳性（奶牛 27 份、猪 5 份），阳性率为 0.041%。全省未发现动物布鲁氏菌病临床病例，检出的非免疫阳性畜已进行扑杀并无害化处理。

2015 年全省共监测了 2032 个场点，其中种畜场 337 个、商品场 1032 个、散养户 462 个、市场 145 个、其他场所 56 个。对全省 64156 份非免疫血清进行布鲁氏菌病检测，其中奶牛血清 22246 份、其他牛血清 3635 份、羊血清 10882 份、猪血清 27393 份，结果 55 份阳性，其中奶牛血清阳性数为 35 份、其他牛血清阳性数为 2 份、羊血清阳性数为 18 份，阳性率为 0.09%。来源地为广州 32 份，梅州 3 份，河源 16 份，茂名 1 份，湛江 2 份。2015 年广东省河源市紫金县龙窝镇黄振洪养殖户扑杀 44 头。广东省非免疫畜的阳性率继续维持低于国家规定的布鲁氏菌病稳定控制区的标准（连续两年阳性率＜0.1％），已有效控制了该病，但仍需加强检疫工作。检出的非免疫阳性畜已按相关规定进行扑杀处理。

（卢洪芬　卢受昇）

二、人间布鲁氏菌病监测

（一）监测方法

布鲁氏菌病是一种人畜共患的传染病，对人民健康和畜牧业的发展危害较大。广东省从1984年起开展人间布病防治工作，经过多年的努力，人间布病已多年未有疫情报告，广东省人间布病以市为单位达到了稳定控制区标准，取得了可喜的成绩。由于人间布病的预防控制很大程度取决于畜间布病预防控制情况，有畜间疫情，就有可能波及人间，同时布病在北方尚处在活跃状态，而近年全省（尤其是珠江三角洲）牲畜（猪、牛、羊）交易、流动增加，布病疫情随时有可能经感染牲畜传入，如监测控制不力，疫情亦可造成蔓延。2000年，广东省在从事屠宰羊（外省流入）工作的屠宰工中发现一名现症布病病人。因此，人间布病达到稳定控制标准后，仍要继续开展人间布病监测，巩固已取得的成绩。

1. 目的

通过有计划地开展监测工作，以及时掌握布病流行方式、人群感染状况、分布以及流行菌群等。

2. 内容、指标和方法

（1）内容。各地要加强组织领导，深入病区调查研究，及时解决布病防治工作中存在的问题，推广先进经验。畜牧、卫生等有关部门密切配合，主动做好布病防治工作。

普及布病防治知识，使群众能够自觉参与布病防治。

对特殊人群开展有计划的监测工作，及时发现人间布病疫情，对个案进行调查处理。

（2）指标和方法。加强疫情管理，发现布病病人或疑似布病病人要及时进行个案调查。

发现的布病病人要及时给予治疗。

监测对象：受布病威胁的农民养畜户、兽医、饲养员、屠宰及销售人员、挤奶工、乳品及肉类加工人员、配种员、动物园工作人员以及其他有关人员。尤其要加强外省（国）流入的猪、羊、牛等动物接触者的监测。

方法及数量：抽检 200 名以上受布病威胁者，用虎红卡片凝集试验检测血清抗体。阳性血清送广东省疾病预防控制中心微检所用试管凝集试验确诊。

（3）监测时间：1—10 月。

国家及省级监测点（江门的新会市、云浮市的云安县及云城区）：参照布鲁氏菌病监测标准［GB 16885—1997］执行。

（4）进度安排。根据畜间疫情的流行情况及特点，安排如下：

江门市辖的各县（市、区）连续三年每年进行一次人群监测。

广州、深圳、中山、珠海、东莞、佛山、顺德等市以县（市、区）为单位，在三年内对全市各县（市、区）进行一次人群监测。

阳江、汕头、潮州、揭阳、河源、清远、梅州、茂名、汕尾、湛江、韶关、云浮、肇庆、惠州等市以县（市、区）为单位，在五年内对全市各县（市、区）进行一次人群监测。

各市每年 3 月前将当年要开展监测的县（市、区）的计划上报广东省疾病预防控制中心流行病防治研究所，以安排试剂。

每年 11 月前将年度登记表（见附表 1、附表 2）上报广东省疾病预防控制中心流行病防治研究所。

发现人间疫情的市需连续三年在全市范围开展监测工作。

（5）经费及试剂。经费由当地卫生行政事业费中解决，试剂由广东省疾病预防控制中心统一提供。

（6）组织分工。广东省疾病预防控制中心负责对监测的实施情况进行检查、考核、质量控制和效果评估；负责试剂的订购、分发和对阳性血清进行试管凝集试验确诊。

各市卫生防疫站（疾病预防控制中心）接到本方案后，根据上述进度要求结合本市的实际情况，制定辖区的监测工作计划，将各年度的安排计划在 2001 年 7 月底前报广东省疾病预防控制中心流行病防治研究所，并按要求组织开展监测。

上报资料：本年度开展监测工作的市卫生防疫站（疾病预防控制中心）将全市监测工作总结在 11 月前上报广东省疾病预防控制中心流行病防治研究所，汇总后报卫生厅。

（二）监测结果

1. 1984—2004 年的监测结果

为巩固已取得的成果，及时掌握布病流行方式、人群感染状况、分布以及流行菌群等，1984—2004 年在全省各县区抽取 200 名职业人群开展了一轮血清学监测，发现全省除广州、江门、东莞、潮州发现血清阳性外，其他地区未出现阳性。

附表 1　广东省市（县、区）　年度人间布鲁氏菌病监测登记表

单　位	检查数	阳性数	性别		职业						年龄（岁）						
			男	女	农民	兽医	饲养员	屠宰、肉类加工销售	配种员	其他	0 –	10 –	20 –	30 –	40 –	50 –	60 –
合计																	

注：阳性者在表格中在表格中以 a/b 格式标注，a 为阳性数，b 为该项检查数

填表单位盖章：　　填表人：　　日期：

附表 2　人间布病调查登记表（参考式样）

省　　　　　自治区　　　　　县　　　　　市、旗、区

乡（场、镇）	村（分场）	检查编号	姓名	性别	年龄	民族	接种史	临床症状及体征	体温（℃）	出现症状时间	接触史	检查时间	检查结果

调查者：　　　　　　　　　　　　　　　　年　　　月　　　日

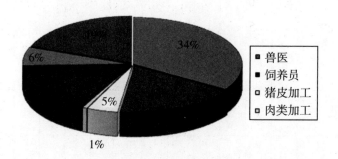

图 6 − 1　1984—2001 年广东省布病监测阳性率职业构成

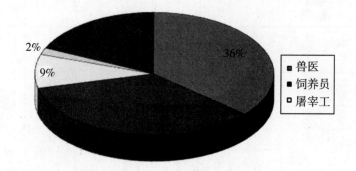

图 6 − 2　1990—2001 年广东省布病监测阳性率职业构成

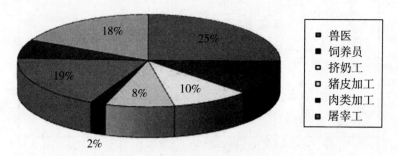

图 6 − 3　1984—1989 年广东省布病监测阳性率职业构成

2. 2005—2015 年国家监测点的监测结果

广东省是国内少数几个猪种布病的疫区之一，自 1990 年以来广东省一直作为国家布病的监测点，按照国家的监测要求开展监测工作，其中 1990—1994 年为东莞市，1995—2000 年为阳江市阳东县，2001—2004 年为江门市新会区，2005—2008 年为深圳市宝安区，2009 年至

今为广州市白云区。2005 年以来，广东省按照国家新的布病监测方案
开展了监测工作，2005—2011 年职业人群血清阳性率为 2.66%（见表
6 - 1）。

表 6 - 1　广东省 2005—2015 年国家布病监测点血清学监测结果一览表

年份	监测点	血清学检查		
		检查人数	阳性人数	抗体阳性率（%）
2005	深圳宝安区	476	5	1.05
2006	深圳宝安区	342	11	3.22
2007	深圳宝安区	314	0	0.00
2008	深圳宝安区	605	2	0.33
2009	广州白云区	405	12	2.96
2010	广州白云区	208	14	6.73
2011	广州白云区	209	24	11.48
2012	广州白云区	227	10	4.41
2013	广州白云区	368	22	5.97
2014	广州白云区	278	16	5.76
2015	广州白云区	230	30	13.04
合计		3662	146	3.99

三、畜间和职业人群布病摸底调查

广东省畜牧检疫部门和卫生防疫部门为摸清全省畜间和人间布病
流行情况，分别从 1979 年和 1984 年起在畜间和职业人群中开展了布
病摸底调查，查清了广东省布病的基本情况（见表 6 - 2、6 - 3）。自
此制定了相关防制策略，经多年的组织实施，到 1998 年广东省畜间布
病疫情已得到控制，人间布病也得到稳定控制，主要是控制和消灭家
畜布病，以达到预防人群感染，保障人、畜安全。

表 6 - 2　广东省布鲁氏菌病血清学调查情况一览表

调查年份	检查县(市、区)数 畜间	检查县(市、区)数 人间	检查数 畜间	检查数 人间	阳性县(市、区)数 畜间	阳性县(市、区)数 人间	阳性数 畜间	阳性数 人间	阳性率(%) 畜间	阳性率(%) 人间	猪 检查数	猪 阳性数	猪 阳性率(%)	牛 检查数	牛 阳性数	牛 阳性率(%)	羊、犬 检查数	羊、犬 阳性数	羊、犬 阳性率(%)
1979	107		16654		54		609		3.66		11911	540	4.53	4691	68	1.45	52	1	1.92
1980	36		5784		22		133		2.30		1567	57	3.64	4217	76	1.80	0		
1981	101		15236		48		542		3.60		11542	510	4.40	3516	16	0.46	178	16	8.99
1982	104		26144		52		841		3.22		18328	700	3.80	7806	141	1.81			
1983	109		24057		44		525		2.18		15804	385	2.44	8187	140	1.71	66		
1984	108		20841		40		436		2.09		15743	407	2.59	4933	29	0.59	165		
1985	111		33461		47		1474		4.41		22516	1422	6.32	10757	52	0.48	188		
1986	109	88	67086	43476	46		2641	184	3.94	0.42	54430	2595	4.77	11403	34	0.30	1253	12	7.27
																	(犬853)	(犬11)	
1987	112		45953		38		996		2.17		30502	979	3.21	15166	17	0.11	285		
1988	113		40677		32		734		1.30		25438	734	2.89	14459			780		
1989	106	6	57619	2853	28		404	24	0.70	0.84	37231	404	1.09	20038			350		
1990	108	16	73641	6994	22		427	32	0.58	0.45	53205	427	0.80	20072			337		

（续表）

调查年份	检查县(市、区)数		阳性县(市、区)数		检查数		阳性数		阳性率(%)		猪			牛			羊、犬		
	畜间	人间	畜间	人间	畜间	人间	畜间	人间	畜间	人间	检查数	阳性数	阳性率(%)	检查数	阳性数	阳性率(%)	检查数	阳性数	阳性率(%)
1991	108	28	22	5	64015	9688	176	14	0.33	0.14	43364	176	0.51	20324			327（含犬）		
1992	108	29	15	3	74107	8518	331	14	0.49	0.16	54088	331	0.69	19645			374（含犬）		
1993	106	36	6	4	66669	9296	182	14	0.27	0.15	47679	182	0.38	18317			673		
1994	103	28	3	2	47343	6592	25	3	0.05	0.04	31049	25	0.08	15471			823		
1995	109	31	2	4	63363	8512	3	15	0.18	0.004	44693	3	0.006	16206			2484（犬11）		
1996	4	19	2	1	58508	4795	3	4	0.08	0.005	40209	2	0.005	14687			3602（犬10）	1	0.02
1997	35	26	2	0	45551	6349	9	0	0.02	0.00	31612	9	0.028	9703			4221（犬15）		
合计	1857	307	525	75	84709	107073	10491	304	1.24	0.28	590911	9888	1.67	239598	573	0.24	16168	30	0.19

表6-3 广东省1956—1980年职业人群血清学调查情况一览表

单 位	调查年份	调查人数	阳性人数	阳性率（%）
（不详）	1956	37	3	8.10
广州畜牧场	1957	37	7	16.21
英德县	1956	36	11	30.55
黄坡畜牧场	1957	26	8	30.70
惠阳马鞍围种畜场	1956	143	5	3.51
广州燕塘农场	1962	57	10	17.54
汕头市	1971	82	9	10.97
中山公园猪场	1972	9	3	33.33
海南军区澄迈生产基地	1974	608	49	8.10
肇庆畜牧局系统	1979	55	10	18.18
广州市农科所	1980	14	0	0

第七章　布鲁氏菌病防制效果考核

广东省设 21 个地级市，122 个县（市、区），其中 118 个县有畜牧业。畜牧业以猪、牛、禽为主。年生猪存栏 2300 万头左右，牛存栏 460 万头左右。牛以水牛为主，黄牛次之，且多为役用，奶牛 3 万头左右，主要分布在广州、深圳两市。山区有少量的肉用山羊。20 世纪 90 年代以前基本上没有绵羊、骡、驴等牲畜。

广东省 1955 年在广州畜牧场首次发现家畜和人布病，1956 年将布病列为法定传染病管理，但直到 1965 年才正式报告疫情。为摸清畜间布病流行情况，畜牧部门从 1978—1988 年分期分批开展畜间布病普查；卫生部门于 1984—1986 年对全省各县（区）进行了职业人群布病流行病学调查。调查结果发现，布病疫区 84 个，畜间平均阳性率 3.61%，职业人群血清试管凝集试验阳性率为 0.44%。

根据全省布病流行病学调查情况，从 1987—1990 年对畜间布病疫情较重的市、县建立监测点，开展牲畜和职业人群监测。对种畜进行检疫，阳性公畜坚决淘汰；同群阴性种畜采样猪 2 号苗进行口服免疫；推广人工授精等综合防制措施。采取上述措施后，全省疫情大幅度下降。从 1990 年开始对布病疫区分期分批进行考核。

1990 年 11 月，根据卫生部、农业部《布鲁氏菌病诊断方法，疫情制定和控制区考核标准》，广东省政府地方病防治领导小组办公室组织首先对惠州、梅州市的博罗、惠阳、惠东、龙门、梅县、蕉岭、兴宁、平远、大埔、丰顺、五华等 11 个县进行布病稳定控制考核验收。

1991 年 4 月，广东省政府地方病防治领导小组办公室组织对清远、肇庆、河源市的 22 个县进行控制布病考核。

1991—1995 年"八五"期间，根据农业部和卫生部制定的对布鲁氏菌病考核验收的条件、方法和标准，广东省政府地方病防治领导小组办公室组织了验收工作组，分期分批对全省 86 个布鲁氏菌病疫区县进行全面考核验收，到 1995 年 11 月验收完毕。达到国家"稳定控制标准"的 18 个市 53 个县如汕尾市陆丰，惠州市惠东，河源市龙川，茂名市电白，珠海市斗门、香洲，阳江市阳西、江城，广州市芳村、海珠，潮州市潮安、湘桥，汕头市潮阳、澄海，佛山市顺德、石湾、高明，湛江市徐闻、吴川、麻章，江门市台山、郊区、开平，揭阳市普宁、榕城、揭西，云浮市新兴、郁南、云城，深圳市宝安、南山、福田、罗湖，肇庆市广宁、怀集、高要、德庆、四会、封开，梅州市平远、蕉岭、大埔、丰顺、梅县、兴宁，清远市连县、连南、连山、阳山、佛冈、清新、清城、英德。达到国家"控制标准"的 13 个市 33 个县（区）如中山市，东莞市，潮州市饶平，汕头市南澳，阳江市阳东、阳春，佛山市南海、三水，揭阳市惠来、揭东，肇庆市鼎湖、端州，湛江市廉江、遂溪、海康，江门市恩平、鹤山、新会，惠州市惠城、惠阳、博罗、龙门，茂名市信宜、茂南、化州、高州，广州市增城、白云、花都、从化、番禺、黄埔、天河。

1997 年 6 月，广东省卫生厅开始人间布鲁氏菌病的达标评审工作，并下发《关于印发广东省人间布鲁氏菌病达标评审方案的通知》。2001 年，全省 20 个地市通过布病稳定控制区的评审。

各地市达标验收情况如下。

1998 年 6 月 15—19 日，广东省评审组对阳江市进行了稳定控制区的现场评审。

● 阳江市稳定控制人间布病达标验收报告

布鲁氏菌病是一种人畜共患病，传染性强，对人畜危害严重。阳江市辖一市二县一区均为布病一类疫区。经过十多年普查普治，阳江市布病防治工作取得了较好成绩。按《广东省布鲁氏菌病达标考核方案》要求，阳江市各县（市、区）于 1995—1997 年开展了人间布病监测调查工作。根据《广东省人间布鲁氏菌病达标审评方案》，阳江市卫生局于 1997 年对所辖市县区人间布病控制考核情况进行初审，认为已达到稳定控制标准，于 1998 年 1 月向省卫生厅申请验收。省卫生厅组织了阳江市人间布病达标验收组对阳江市人间布病控制情况进行达标审评。现将评审验收结果报告如下：

一、阳江市人间布病防治工作概况

阳江市最早在 1960 年发现畜间布病疫情，此后曾多次出现畜间布病流行。

1982 年阳春县在猪间布病疫情较重的猪场对受布病威胁人群进行布病血清学调查，共调查 58 人，检出阳性 2 人，阳性率为 3.4%。

1986 年原阳江县卫生防疫站调查了受布病威胁人群 646 人，发现阳性 1 人，阳性率为 0.15%。

1988 年阳江市卫生防疫站调查了受布病威胁人群 537 人，未发现阳性。

阳东县卫生防疫站 1990—1992 年调查了受布病威胁人群布病感染情况，三年阳性率分别为 1.32%、0.20%、0.49%。

1995—1997 年，全市各县区均开展人间布病监测工作，全市共监测 5727 人受布病威胁职业人群，发现既往感染者 5 人，县（市、区）年度阳性率在 0% ~ 0.35% 之间，平均阳性率 0.09%。未发现新发病人（见附表）。

全市历年共发现 28 例布病病人，均在确诊后给予适当治疗。近三年在调查中发现的既往感染的 5 名慢性病人均得到治疗，治疗率 100%。

二、人间布病达标验收情况

根据《广东省人间布鲁氏菌病达标审评方案》，省卫生厅组织了省卫生防疫站、省流行病防治研究所有关领导和专业人员，于 1998 年 6 月 15—18 日对阳江市人间布病控制情况进行达标审评。验收组分别听取了阳江市、阳东县及阳春市卫生局关于开展布病监测防治工作的汇报，对其达标审评的书面申请资料进行详细、全面的审查，并对阳东县、阳春市布病监测防治工作的原始记录、登记表格、总结和人血清学初筛试验（虎红卡片）等进行复查。

根据卫生部、农业部《关于颁布〈布鲁氏菌病诊断方法、疫区判定和控制区考核标准〉的通知》《关于修改补充〈布鲁氏菌病的诊断方法、疫区判定和控制区考核标准〉的通知》，以及《关于印发广东省布鲁氏菌病达标考核方案的通知》等文件精神及现场审评结果，我们认为：

1. 阳江市各级政府领导对布病防治工作重视，将其纳入政府工作议事日程，从人力、物力和财力上给予支持，保证了布病监测防治工作的顺利进行。

2. 阳江市各级卫生部门与畜牧部门密切配合，制订监测防治方案，认真做好布病防治工作，按质按量完成监测防治任务。

3. 通过墙报、广播、传单等多种途径，宣传普及布病防治知识，广大群众对布病防治有一定认识，自觉参与布病监测防治工作。

4. 通过多年监测调查，基本掌握全市人间布病流行状况及防治进展。

5. 阳江市畜间布病1995年经省畜牧部门考核验收达到控制标准。

6. 经十多年防治，全市各县区近三年人间布病监测未发现新发病人，用血清学方法抽检受布病威胁职业人群，阳性率在 $0\% \sim 0.35\%$ 之间，在调查中发现的既往感染的 5 名病人均得到治疗，治疗率 100%。

验收组认为：阳江市各县市区已达到人间布病稳定控制标准。

三、今后布病防治工作建议

1. 布病是人畜共患病，人间布病的预防控制很大程度取决于畜间布病预防控制情况。有畜间疫情，就有可能波及人间。此外，近年牲畜交易、流动增加，布病疫情随时有可能经牲畜传入。因此，人间布病达到稳定控制标准后，仍要继续开展畜间、人间布病监测防治工作。

阳春市近三年畜间血清学均检出感染猪，应加强畜间疫情监测，淘汰感染畜，同时加强人间疫情监测，及时发现治疗病人。

近年人畜间均未发现感染者的县区也要采取措施防止阳性畜传入。在政府的统一领导下，畜牧部门、卫生部门协调开展布病监测防治工作。

2. 1990—1997 年阳东县共监测发现 25 例布病病人，占全市病例数的 89.3%。阳东县作为全国 15 个布病监测点之一，要根据全国及省监测方案继续做好监测工作，对全县所有受布病威胁职业人群开展监测调查，保证监测工作质量。

广东省阳江市人间布病达标验收组

1998 年 6 月 18 日

1998 年 9 月 14—15 日，广东省评审组对中山和珠海 2 市进行了稳定控制区的现场评审。

　● **中山市稳定控制人间布病达标审评报告**

布鲁氏菌病是一种人畜共患病，传染性强，对人畜危害严重。中山市布病一类疫区。经过十多年的努力，布病防治工作取得了较好成绩。按《广东省布鲁氏菌病达标考核方案》要求，于 1995—1997 年开展了人间布病监测工作。根据《广东省人间布鲁氏菌病达标审评方案要求》，中山市卫生局于 1997 年对本市人间布病控制情况进行初审，认为已达到稳定控制标准，向省卫生厅申报稳定控制人间布病达标审评。

一、布病流行、防治及监测情况

（一）流行及防治情况

中山市位于广东省中南部，下辖 33 个镇（区），总人口 126.84 万人，外来人口 43.96 万人。1979 年市畜牧局对畜间布病曾进行普查，发现 8 个镇不同程度的布病流行，畜间感染率为 12.6%，为布病猪 III 型，市畜牧部门坚持每年对畜间布病进行监测，对检出布病阳性畜及时处理，畜间布病疫情得到有效控制，1987 年感染率下降为

0.31%，1993年下降0.12%，1994年未发现布病阳性种猪，并于1994年通过省级审评达到畜牧间布病控制标准。

1985年8—11月市卫生防疫站在石歧、小榄、三乡等10个镇对兽医、屠宰工、饲养员、制革工人、部分农民等受布病威胁人群进行布病血清学调查，采用抽静脉血作试管凝集反应，部分受检者同时作布病菌素皮内试验的方法，共调查500人，检出阳性1人，阳性率为0.2%，证实中山有布病人间感染的存在。

（二）监测情况

1995—1997年市卫生防疫站连续3年对本市三乡等6个镇（区）的兽医、屠宰工、饲养员、制革工人、部分农民等受布病威胁者共618人进行布病血清学监测，未发现阳性感染者（见附表）。

二、人间布病达标审评

根据中山市稳定控制人间布病监测情况和报告，市卫生局对本市人间布病控制情况进行初审，认为达到卫生部颁布的稳定控制人间布病的标准，向省卫生厅申报达标审评。省卫生厅根据《广东省人间布鲁氏菌病达标考核方案》的要求，组织了省卫生防疫站、省流行病防治研究所有关领导和专业人员，于1998年9月14—15日对中山市人间布病控制情况进行达标审评。审评组听取了中山市卫生防疫站关于开展布病防治监测工作的汇报，对其达标审评的书面申报资料进行详细、全面的审查，对中山市历年布病监测防治工作的原始记录、登记表格、年度工作总结和人血清学初筛试验（虎红卡片）等进行复查。

根据卫生部、农业部《关于颁布〈布鲁氏菌病诊断方法、疫区判定和控制区考核标准〉的通知》《关于修改补充〈布鲁氏菌病的诊断方法、疫区判定和控制区考核标准〉的通知》，以及《关于印发广东省布鲁氏菌病达标考核方案的通知》等文件精神，省审评组认为：

1. 中山市历届政府领导对布病防治工作十分重视，将其纳入政府工作议事日程，从人力、物力和财力上给予支持，保证了布病防治监测工作的顺利进行。

2. 中山市各级卫生部门与畜牧部门密切配合，制订防治监测方案，认真做好布病防治工作，按质按量完成防治监测任务。

3. 通过墙报、广播、传单等多种途径，宣传普及布病防治知识，提高了广大群众对布病的认识，增强了自我保护意识，有利于巩固稳定控制布病成果。

4. 通过多年监测调查，基本掌握全市人间布病流行状况。

5. 中山市畜牧部门认真落实畜间布病综合防治措施，于1994年经省畜牧部门考核验收达到控制标准，1995—1997年监测种猪6460头，未发现阳性。

6. 经十多年防治，中山市近3年人间布病监测未发现新发病人，用血清学方法抽检受布病威胁职业人群618人，未发现阳性感染者。

省审评组考核结论：中山市已达到卫生部颁布的人间布病稳定控制标准。

三、今后布病防治工作建议

布病是人畜共患病，人间布病的预防控制很大程度取决于畜间布病预防控制情况。有畜间疫情，就有可能波及人间。此外，近年牲畜交易、流动增加，布病疫情随时有可能经牲畜传入。因此，人间布病达到稳定控制标准后，仍要继续开展畜间、人间布病监测巩固工作。

广东省中山市人间布病达标审评组

1998年9月15日

● 珠海市稳定控制人间布病达标审评报告

布鲁氏菌病是一种人畜共患病，传染性强，对人畜危害严重。珠海市为布病一类、三类疫区。经过十多年的努力，布病防治工作取得了较好成绩。按《广东省布鲁氏菌病达标考核方案》要求，于1995—1997年开展了人间布病监测工作。根据《广东省人间布鲁氏菌病达标审评方案》要求，珠海市卫生局于1998年对本市人间布病控制情况进行初审，认为已达到稳定控制标准，向省卫生厅申报稳定控制人间布病达标审评。

一、布病流行、防治及监测情况

（一）流行及防治情况

珠海市位于广东省南部珠江口西岸，下辖一区一县，总人口67万多人，其中香洲区36万人，斗门县31万人，外来人口约50万人。1979年和1982年市畜牧局和斗门县畜牧局分别对畜间布病曾进行普查，发现部分镇（场）有不同程度的布病流行，1982年后斗门县畜牧部门每年进行监测，1986年曾在白蕉猪场和红旗场共检猪732头，发现阳性190头，阳性率为25.96%，并在白蕉场猪的阴道分泌物和精液中分离出布病猪Ⅲ型菌株。市（县）畜牧部门坚持每年对畜间布病进行监测，对检出布病阳性畜及时处理，畜间布病疫情得到有效控制。1988年斗门县畜间感染率下降为0.97%，1989年后未检出布病阳性猪，并于1993年珠海市全市通过省级审评达到畜间布病稳定控制标准。

1985年珠海市和斗门县卫生防疫站分别在香洲区和斗门县对兽医、屠宰工、饲养员、制革工人等受布病威胁人群进行布病血清学调查，采用抽静脉血作试管凝集反应，部分受检者同时作布病菌素皮内试验的方法，各调查505人及500人，各检出阳性1人，阳性率均为0.2%，证实珠海有人间布病感染的存在。

（二）监测情况

1993年市卫生防疫站在香洲区金鼎猪场等单位的兽医、屠宰工、饲养员、制革工人、部分农民等受布病威胁者共202人进行布病血清学监测，在红旗矿山猪场发现5例阳性感染者，感染率2.48%。

1995—1996年市卫生防疫站连续2年对香洲区金鼎猪场等12个单位的兽医、屠宰工、饲养员、肉类加工者等受布病威胁人员共406人进行了布病血清学监测，未发现阳性感染者（见附表）。

1995—1997年斗门县卫生防疫站连续3年对井岸、斗门等7个乡镇受布病威胁者共617人进行布病血清学监测，未发现阳性感染者（见附表）。

二、人间布病达标审评

根据珠海市稳定控制人间布病监测情况和报告，市卫生局对本市人间布病控制情况进行初审，认为达到卫生部颁布的稳定控制人间布病的标准，向省卫生厅申报达标审评。省卫生厅根据《广东省人间布鲁氏菌病达标考核方案》的要求，组织了省卫生防疫站、省流行病防治研究所有关领导和专业人员，于 1998 年 9 月 15—17 日对珠海市人间布病控制情况进行达标审评。审评组听取了珠海市和斗门县卫生防疫站关于开展布病防治监测工作的汇报，对其达标审评的书面申报资料进行详细、全面的审查，对珠海香洲、斗门县历年布病监测防治工作的原始记录、登记表格、年度工作总结和人血清学初筛试验（虎红卡片）等进行复查。

根据卫生部、农业部《关于颁布〈布鲁氏菌病诊断方法、疫区判定和控制区考核标准〉的通知》《关于修改补充〈布鲁氏菌病的诊断方法、疫区判定和控制区考核标准〉的通知》，以及《关于印发广东省布鲁氏菌病达标考核方案的通知》等文件精神，省审评组认为：

1. 珠海市各级政府领导对布病防治工作十分重视，将其纳入政府工作议事日程，从人力、物力和财力上给予支持，保证了布病防治监测工作的顺利进行。

2. 珠海市各级卫生部门与畜牧部门密切配合，制订防治监测方案，认真做好布病防治工作，按质按量完成防治监测任务。

3. 通过墙报、广播、传单等多种途径，宣传普及布病防治知识，提高了广大群众对布病的认识，增强了自我保护意识，有利于巩固稳定控制布病成果。

4. 通过多年监测调查，基本掌握全市人间布病流行状况。

5. 珠海市各级畜牧部门认真落实畜间布病综合防治措施，于 1993 年经省畜牧部门考核验收达到稳定控制标准。

6. 经过十多年防治，珠海市近 3 年人间布病监测未发现新发病人，采用血清学方法抽检受布病威胁职业人群 1023 人，未发现阳性感染者。

省审评组考核结论：珠海市已达到卫生部颁布的人间布病稳定控制标准。

三、今后布病防治工作建议

布病是人畜共患病，人间布病的预防控制很大程度取决于畜间布病预防控制情况。有畜间疫情，就有可能波及人间。此外，近年牲畜交易、流动增加，布病疫情随时有可能经牲畜传入。因此，人间布病达到稳定控制标准后，仍要继续开展畜间、人间布病监测巩固工作。

广东省珠海市人间布病达标审评组
1998 年 9 月 17 日

1998 年 10 月 13—16 日，广东省评审组对汕头、潮州和揭阳 3 市进行了稳定控制区的现场评审。

● **汕头市稳定控制人间布病达标审评报告**

布鲁氏菌病是一种人畜共患病，传染性强，对人畜危害严重。汕头市辖二市一县五区，其中潮阳、澄海、金园、达濠、南澳共五个县市区为布病三类疫区，经过十多年的努力，布病防治工作取得了较好成绩。各疫县市区按《广东省布鲁氏菌病达标考核方案》要求，于1995—1997 年开展了人间布病监测工作。根据《广东省人间布鲁氏菌病达标审评方案》要求，汕头市卫生局于 1997 年底对本市人间布病控制情况进行初审，认为已达到稳定控制标准，向省卫生厅申报稳定控制人间布病达标审评。

一、布病流行、防治及监测情况

（一）流行及防治情况

汕头市位于广东省东南部，总人口 407.29 万人，外来人口约 20 万人。

1970 年 4 月汕头市中山公园建一养猪场，1971 年该场共有 8 名职工出现不同程度的发热、畏寒、全身酸痛、乏力、多汗、关节痛等症状，经省流行病防治研究所实验诊断为布病现患病人。汕头市卫生防疫站进行血清学调查，采血 82 人，9 人阳性，阳性率 10.93%，猪 84 头，阳性 42 头，阳性率 50.0%。猪是此次布病暴发的唯一传染源。

经对病人治疗和疫源地处理，疫情得到控制。

1972 年至 1986 年，汕头市、潮阳市、澄海市、南澳县卫生防疫站开展布病监测，对兽医、屠宰工、饲养员、制革工人、部分农民等受布病威胁人群进行布病血清学调查，共调查 1733 人，检出阳性 18 人，阳性率为 1.03%。

1990 年省兽医防疫检疫站从汕头市西港场猪阴道分泌物分离到 4 株布氏杆菌（猪 III 型）。

（二）监测情况

1995—1997 年全市 5 县（市区）先后开展布病监测，共采受布病威胁人群 2005 份血清，经虎红卡片检查均未发现阳性者。期间也未发现临床疑似布病病例（见附表）。

二、人间布病达标审评

根据《广东省人间布鲁氏菌病达标审评方案》的要求，省卫生厅组织省卫生防疫站、省流行病防治研究所、东莞市卫生防疫站有关领导和专业人员，于 1998 年 10 月 13—14 日对汕头市人间布病控制情况进行达标审评验收。验收组听取了汕头市、金园区卫生局关于历年开展布病防治监测工作情况的汇报，对其达标审评的书面申报资料进行详细、全面的审查，对金园区近年布病监测防治工作的原始记录、登记表格、年度工作总结和人血清学初筛试验（虎红卡片）等进行复查。

根据卫生部、农业部《关于颁布〈布鲁氏菌病诊断方法、疫区判定和控制区考核标准〉的通知》《关于修改补充〈布鲁氏菌病的诊断方法、疫区判定和控制区考核标准〉的通知》，以及《关于印发广东省布鲁氏菌病达标考核方案的通知》等文件精神及现场审评结果，省审评验收组认为：

1. 汕头市各级历届政府领导对布病防治工作十分重视，将其纳入政府工作议事日程，从人力、物力和财力上给予支持，保证了布病防治监测工作的顺利进行。

2. 汕头市各级卫生部门与畜牧部门密切配合，制订防治监测方案，认真做好布病防治工作，按质按量完成防治监测任务。

3. 通过墙报、广播、传单等多种途径，宣传普及布病防治知识，提高了广大群众对布病的认识，增强了自我保护意识，有利于巩固稳定控制布病成果。

4. 通过多年监测调查，基本掌握全市人间布病流行状况。

5. 汕头市畜牧部门认真落实畜间布病综合防治措施，1992—1995年监测种猪 764 头，阳性 2 头，阳性率 0.26%，奶牛 338 头，奶山羊 115 头，未发现阳性。于 1995 年经省畜牧部门考核验收达到控制标准。

6. 经十多年防治，汕头市近 3 年人间布病监测未发现新发病人，用血清学方法抽检受布病威胁职业人群 2005 人，未发现阳性感染者。

省审评组考核结论：汕头市已达到卫生部颁布的人间布病稳定控制标准。

三、今后布病防治工作建议

布病是人畜共患病，人间布病的预防控制很大程度取决于畜间布病预防控制情况，有畜间疫情，就有可能波及人间。此外，近年牲畜交易、流动增加，布病疫情随时有可能经牲畜传入，因此，人间布病达到稳定控制标准后，仍要继续开展畜间、人间布病监测巩固工作。

广东省汕头市人间布病达标审评组
1998 年 10 月 14 日

● 潮州市稳定控制人间布病达标审评报告

布鲁氏菌病是一种人畜共患病，传染性强，对人畜危害严重。潮州市辖二县一区，其中潮安县为布病一类疫区，饶平县为二类疫区，经过十多年的努力，布病防治工作取得了较好成绩。各疫县按《广东省布鲁氏菌病达标考核方案》要求，于 1994—1996 年开展了人间布病监测工作。根据《广东省人间布鲁氏菌病达标审评方案》要求，潮州市卫生局于 1997 年底对本市人间布病控制情况进行初审，认为已达到稳定控制标准，向省卫生厅申报稳定控制人间布病达标审评。

一、布病流行、防治及监测情况

（一）流行及防治

潮州市位于广东省东南部，总人口 236 万人，外来人口约 2 万人。

1956 年潮安县枫溪镇发现一例布病病人。1986 年潮州市卫生防疫站对潮安养猪农户和肉类加工人员进行布病血清学监测，发现农妇、加工人员存在布病感染。1991—1996 年县畜牧部门共查 462 头猪，未发现阳性。

1984 年饶平县畜牧部门对全县种公猪调查，结果阳性率为 2.74%。1991—1997 年共查 693 头种猪，除 1991 年、1992 年阳性率分别为 1.62%、1.67% 外，未发现阳性猪。1985 年县卫生防疫站调查 509 例高危人群，结果布病抗体血清学阳性率 0.59%，但未发现现症病人。

疫区市县各级政府对布病防治工作十分重视，卫生防疫、畜牧部门设立布病监测点，定期对畜牧和职业人群进行检测调查，及时淘汰阳性畜，对阳性人群进行治疗。

（二）监测情况

1994—1996 年潮安县卫生防疫站共抽查受布病威胁人群 601 人，1994 年、1996 年饶平县卫生防疫站共调查受布病威胁人群 405 人，未发现有现症病人、血清学阳性者（见附表）。

二、人间布病达标审评

根据《广东省人间布鲁氏菌病达标审评方案》的要求，省卫生厅组织省卫生防疫站、省流行病防治研究所、东莞市卫生防疫站有关领导，于 1998 年 10 月 15—16 日对潮州市人间布病控制情况进行达标审评验收。验收组听取了潮州市、潮安县卫生局关于历年开展布病防治监测工作情况的汇报，对其达标审评的书面申报资料进行详细、全面的审查，对潮安县近年布病监测防治工作的原始记录、登记表格、工作总结和人血清学初筛试验（虎红卡片）等进行复查。

根据卫生部、农业部《关于颁布〈布鲁氏菌病诊断方法、疫区判定和控制区考核标准〉的通知》《关于修改补充〈布鲁氏菌病的诊断方法、疫区判定和控制区考核标准〉的通知》，以及《关于印发广东省布鲁氏菌病达标考核方案的通知》等文件精神及观场审评结果，省审评验收组认为：

1. 各级历届政府领导对布病防治工作十分重视，将其纳入政府工作议事日程，从人力、物力和财力上给予支持，保证了布病防治监测工作的顺利进行。

2. 各级卫生部门与畜牧部门密切配合，制订防治监测方案，认真做好布病防治工作，按质按量完成防治监测任务。

3. 通过墙报、广播、传单等多种途径，宣传普及布病防治知识，提高了广大群众对布病的认识，增强了自我保护意识，有利于巩固稳定控制布病成果。

4. 通过多年监测调查，基本掌握全市人间布病流行状况。

5. 潮州市畜牧部门认真落实畜间布病综合防治措施，1995年经省畜牧部门考核验收达到控制标准。

6. 经十多年防治，潮州市潮安、饶平县于1994—1996年人间布病监测未发现新发病人，用血清学方法抽检受布病威胁职业人群1006人，未发现阳性感染者。

省审评组考核结论：潮州市已达到卫生部颁布的人间布病稳定控制标准。

三、今后布病防治工作建议

布病是人畜共患病，人间布病的预防控制很大程度取决于畜间布病预防控制情况，有畜间疫情，就有可能波及人间。此外，近年牲畜交易、流动增加，布病疫情随时有可能经牲畜传入，因此，人间布病达到稳定控制标准后，人、畜防疫部门仍需加强合作，开展布病监测巩固工作。

广东省潮州市人间布病达标审评组

1998年10月16日

●揭阳市稳定控制人间布病达标审评报告

布鲁氏菌病是一种人畜共患病，传染性强，对人畜危害严重。揭阳市辖三县一市一区，其中普宁、揭东、揭西、惠来等县（市）均为布病三类疫区，经过十多年的努力，布病防治工作取得了较好成绩。各疫县（市）按《广东省布鲁氏菌病达标考核方案》要求，于1994—1997年开展了人间布病监测工作。根据《广东省人间布鲁氏菌病达标审评方案》要求，揭阳市卫生局于1997年底对本市人间布病控制情况进行初审，认为已达到稳定控制标准，向省卫生厅申报稳定控制人间布病达标审评。

一、布病流行、防治及监测情况

（一）流行及防治情况

揭阳市位于粤东的中部，总人口508万人，外来人口20多万人。

1985年揭西县对17个镇的受布病威胁者共588人进行布病血清学检查，发现1人阳性，阳性率为0.17%；1986年普宁市对11个镇的受布病威胁者共529人进行布病血清学检查，未发现阳性；1986年惠来县对14个乡镇的受布病威胁者共453人进行布病血清学检查，发现9人阳性，阳性率为1.98%，其中现症病人1例。

1990—1995年揭阳市畜牧部门共查牲畜2494头，阳性数19头，阳性率0.76%，其中查猪2255头，阳性数19头，阳性率0.8%，牛158头，未发现阳性。惠来县查猪535头，布病血清学阳性率为1.50%。

疫区市县各级政府对布病防治工作十分重视，卫生防疫、畜牧部门设立布病监测点，定期对牲畜和职业人群进行监测调查，及时淘汰阳性畜，对阳性人群进行治疗。

（二）监测情况

1994—1997年普宁、揭东、揭西、惠来等县（市）共抽查受布病威胁人群1622人，未发现有现症病人、血清学阳性者（见附表）。

二、人间布病达标审评

根据《广东省人间布鲁氏菌病达标审评方案》的要求，省卫生厅组织省卫生防疫站、省流行病防治研究所、东莞市卫生防疫站有关领导和专业人员，于 1998 年 10 月 16—17 日对揭阳市人间布病控制情况进行达标审评验收。验收组听取了揭阳市、揭东县卫生局关于历年开展布病防治监测工作情况的汇报，对其达标审评的书面申报资料进行详细、全面的审查，对揭东县近年布病监测防治工作的原始记录、登记表格、年度工作总结和人血清学初筛试验（虎红卡片）等进行复查。

根据卫生部、农业部《关于颁布〈布鲁氏菌病诊断方法、疫区判定和控制区考核标准〉的通知》《关于修改补充〈布鲁氏菌病的诊断方法、疫区判定和控制区考核标准〉的通知》，以及《关于印发广东省布鲁氏菌病达标考核方案的通知》等文件精神及现场审评结果，省审评验收组认为：

1. 揭阳市各级历届政府领导对布病防治工作十分重视，将其纳入政府工作议事日程，从人力、物力和财力上给予支持，保证了布病防治监测工作的顺利进行。

2. 揭阳市各级卫生部门与畜牧部门密切配合，制订防治监测方案，认真做好布病防治工作，按质按量完成防治监测任务。

3. 通过墙报、广播、传单等多种途径，宣传普及布病防治知识，提高了广大群众对布病的认识，增强了自我保护意识，有利于巩固稳定控制布病成果。

4. 通过多年监测调查，基本掌握全市人间布病流行状况。

5. 揭阳市畜牧部门认真落实畜间布病综合防治措施，1995 年经省畜牧部门考核验收达到控制标准。

6. 经十多年防治，揭阳市各疫区县市于 1994—1997 年人间布病监测未发现新发病人，用血清学方法抽检受布病威胁职业人群 1622 人，未发现阳性感染者。

省审评组考核结论：揭阳市已达到卫生部颁布的人间布病稳定控制标准。

三、今后布病防治工作建议

布病是人畜共患病，人间布病的预防控制很大程度取决于畜间布病预防控制情况，有畜间疫情，就有可能波及人间。此外，近年牲畜交易、流动增加，布病疫情随时有可能经牲畜传入，因此，人间布病达到稳定控制标准后，人、畜防疫部门仍需加强合作，开展布病监测巩固工作。

广东省揭阳市稳定控制人间布病达标审评组

1998 年 10 月 17 日

1999 年 1 月 26—28 日，广东省评审组对广州和东莞 2 市进行了稳定控制区的现场评审。

●广州市稳定控制人间布病达标审评报告

布鲁氏菌病（以下简称布病）是一种人畜共患病，传染性强，对人畜危害严重。广州市辖八个区及四个县级市，其中芳村、白云、天河、增城、番禺五个区（市）为布病一类疫区，花都、从化、海珠、黄埔四个区（市）为布病二类疫区，经过十多年的努力，布病防治工作取得了较好成绩。所辖各区（市）按《广东省布鲁氏菌病达标考核方案》要求，于 1992—1997 年全面开展了人间布病监测工作。根据《广东省人间布鲁氏菌病达标审评方案》要求，广州市卫生局于 1998 年 11 月对本市人间布病控制情况进行初审，认为已达到稳定控制标准，向省卫生厅申请稳定控制人间布病达标审评。

一、布病流行、防治及监测情况

（一）流行及防治情况

广州市位于广东省中南部，总人口 661.26 万人，农业人口 251.34 万人，畜牧业人口 10 万人。

1955 年 10 月广州市畜牧场最早发现畜间（猪）布病流行；1986—1988 年在增城市、番禺市、天河、白云等多个畜牧场发现畜间布病流行，血清阳性率高达 25.2% 至 69.8%，并从猪中分离出布氏杆菌（猪Ⅲ型）。经过多年加强畜间布病免疫和一系列的净化感染畜措施，1994 年阳性率降为 0.17%，通过了省畜牧部门的考核，达到了控制标准。此后，1995 年检查生猪 3418 头，牛 8534 头；1996 年检查生猪 5238 头，牛 8577 头；1997 年检查生猪 6847 头，牛 9534 头，结果全部为阴性。

1985—1986 年广州市开展人间布病摸底调查，从市区有关单位和四个县级市的受布病威胁人群中，查 2435 份血清，阳性 22 人，阳性率 0.90%，皮试 745 人，阳性 12 人，阳性率 1.61%。

1987—1992 年根据摸底调查掌握的情况，广州市地病办制定了广州市布病防治方案，确定了市属单位及增城、番禺市、天河区为防治人间布病的重点单位，对当地的畜牧场和乡镇从事畜牧业的人群进行布病血清学调查，共查 15660 份血清，阳性 75 人，平均阳性率 0.48%。

（二）近年监测情况

为组织落实全省地方病防制规划，进一步控制布病疫情，根据广东省卫生厅《关于印发广东省布鲁氏菌病考核方案的通知》精神，在各级政府领导的重视支持下，1993—1998 年全市 9 个疫区全面开展了人间布病监测工作，对兽医、配种员、饲养员、屠宰工、挤奶工、肉类加工人员、乳品加工人员、农民等受布病威胁的重点人群进行血清学调查，经虎红卡片检查 10416 人，均未发现阳性（见附表）。

二、人间布病达标审评

根据《广东省人间布鲁氏菌病达标审评方案》的要求，省卫生厅组织省卫生防疫站、省流行病防治研究所有关领导和专业人员，于 1999 年 1 月 26—28 日对广州市人间布病控制情况进行达标审评验收。审评组听取了广州市、增城市、天河区卫生局关于历年开展布病监测防治工作情况的汇报，对其达标审评的书面申报资料进行详细、全面的审查，对增城市、天河区近年布病监测防治工作的原始记录、登记表格、年度工作总结和人血清学初筛试验（虎红卡片）结果等进行复查。并在天河区肉联厂现场抽查 59 名职业人员进行布病虎红卡片检测，结果全部阴性。

根据卫生部、农业部《关于颁布〈布鲁氏菌病诊断方法、疫区判定和控制区考核标准〉的通知》《关于修改补充〈布鲁氏菌病的诊断方法、疫区判定和控制区考核标准〉的通知》，以及《关于印发广东省布鲁氏菌病达标考核方案的通知》等文件精神及现场审评结果，省审评验收组认为：

1. 广州市各级历届政府领导对布病防治工作十分重视，将其纳入政府工作议事日程，从人力、物力和财力上给予支持，保证了布病监测防治工作的顺利进行。

2. 广州市各级卫生与畜牧部门密切配合，制订监测防治方案，认真做好布病防治工作，按质按量完成监测防治任务。

3. 通过墙报、广播等多种途径，宣传普及布病防治知识，提高了广大群众对布病的认识水平，增强了自我保护意识，有利于巩固稳定控制布病成果。

4. 通过多年监测调查，基本掌握全市人间布病流行状况。

5. 广州市畜牧部门认真落实畜间布病综合防治措施。1994 年经省畜牧部门考核验收全市达到控制标准。此后监测亦未发现感染畜。

6. 广州市人间布病监测防治资料完整，并能及时整理归档，妥善保管。

7. 经十多年防治，广州市 1993 年后人间布病监测未发现新发病人，用血清学方法抽检受布病威胁职业人群 10416 人，未发现阳性感染者。现场抽查 59 名天河肉联厂工人，未检出布病抗体阳性者。

省审评组考核结论：广州市已达到卫生部颁布的人间布病稳定控制标准。

三、今后布病防治工作建议

布病是人畜共患病，人间布病的预防控制很大程度取决于畜间布病预防控制情况，有畜间疫情，就有可能波及人间。此外，广州是广东省经济中心，近年牧畜（猪、羊）交易、流动增加，布病疫情随时有可能经感染牲畜传入，如监测控制不力，疫情亦可迅速蔓延。因此，人间布病达到稳定控制标准后，广州市仍要继续开展畜间、人间布病监测巩固工作。

广东省广州市人间布病达标审评组

1999 年 1 月 28 日

• 东莞市稳定控制人间布病达标审评报告

布鲁氏菌病（以下简称布病）是一种人畜共患病，传染性强，对人畜危害严重，是广东省主要地方病之一。东莞市辖 32 个镇（区），是广东省布病一类疫区，经过十多年的努力，布病防治工作取得了较好成绩。按《广东省布鲁氏菌病达标考核方案》要求，东莞市于1992—1994 年全面开展了人间布病监测工作。根据《广东省人间布鲁氏菌病达标审评方案》要求，东莞市卫生局于 1998 年 12 月对本市人间布病控制情况进行初审，认为已达到稳定控制标准，向省卫生厅申请稳定控制人间布病达标审评。

一、布病流行、防治及监测情况

（一）流行及防治情况

东莞市位于广东省中南部，总人口 246 万人，外来人口约 150万人。

1979 年东莞市开始对畜间布病进行普查，1980 年在企石镇养猪场发现畜间布病，此后断续发生，1986 年发生畜间布病暴发，查公猪 87头，阳性 14 头，阳性率 16.1%，母猪 638 头，阳性 215 头，阳性率 33.7%。

1987—1990 年全市在畜间进行布病血清学调查，共查猪 9362 头，阳性 238 头，总阳性率 0.10%，1991—1997 年每年监测 3004～7092头，共 36183 头，未发现阳性猪。

经过多年加强畜间布病免疫和一系列的净化感染畜等措施，在1995 年通过了省畜牧部门的考核，达到畜间布病控制标准。

1986 年 6—10 月，东莞市在 12 个镇开展人间布病摸底调查，查受布病威胁人群 509 份血清，阳性 8 人，阳性率 1.58%，其中 4 例为现症病人。病人给予正规治疗。

1990 年作为全国布病监测点全面开展人间布病监测工作，在普查流行病学调查及血清学调查中发现 4 例感染者，阳性率 0.88%（4/454）。

（二）近年监测情况

为组织落实全省地方病防制规划，进一步控制布病疫情，根据《关于印发广东省布鲁氏菌病考核方案的通知》精神，在东莞市各级政府领导的重视和支持下，1991—1994 年作为全国布病监测点开展人间布病监测控制工作，对兽医、配种员、饲养员、屠宰工、肉类加工人员、乳品加工人员等受布病威胁的重点人群进行血清学调查，经虎红卡片检查，1991 年检出 1 例血清学阳性者（为刚来东莞 5 天外省民工），血清学阳性率为 0.45%，之后未再检出布鲁氏菌感染者（见附表）。

二、人间布病达标审评

根据《广东省人间布鲁氏菌病达标审评方案》的要求，省卫生厅组织省卫生防疫站、省流行病防治研究所有关领导和专业人员，于 1999 年 1 月 27—29 日对东莞市人间布病控制情况进行达标审评验收。验收组听取了东莞市卫生局关于历年开展布病监测防治工作情况的汇报，对其达标审评的申报资料进行详细、全面的审查，对其近年布病监测防治工作的原始资料进行复查，并在广东省板岭原种猪场现场抽查 52 名兽医、接产员、饲养员等受布病威胁人群进行血清学调查。

根据卫生部、农业部《关于颁布〈布鲁氏菌病诊断方法、疫区判定和控制区考核标准〉的通知》《关于修改补充〈布鲁氏菌病的诊断方法、疫区判定和控制区考核标准〉的通知》，以及《关于印发广东省布鲁氏菌病达标考核方案的通知》等文件精神及现场审评结果，省审评验收组认为：

1. 东莞市历届政府领导对布病防治工作十分重视，将其纳入政府工作议事日程，从人力、物力和财力上给予支持，保证了布病监测防治工作的顺利进行。

2. 东莞市卫生与畜牧部门密切配合，制订监测防治方案，认真做好布病防治工作，按质按量完成监测防治任务。

3. 通过墙报、广播、传单等多种途径，宣传普及布病防治知识，提高了广大群众对布病的认识水平，增强了自我保护意识，有利于巩固稳定控制布病成果。

4. 通过多年监测调查，基本掌握全市人间布病流行状况。积极治愈布病病人。

5. 东莞市畜牧部门认真落实畜间布病综合防治措施。1991—1997年共查 36183 头猪，未发现布病阳性畜，于 1995 年经省畜牧部门考核验收达到控制标准。

6. 经十多年防治，东莞市近年人间布病监测未发现新发病人，1991—1994 年用血清学方法抽检受布病威胁职业人群，1991 年发现 1 例感染者，阳性率为 0.45%，少于 1% 的部颁标准，其余年份未发现阳性者。审评组于 1999 年 1 月 29 日在广东省板岭原种猪场现场抽查 52 名兽医、接产员、饲养员等受布病威胁人群进行布病血清学检测，结果未检出布病感染者。

省审评组考核结论：东莞市已达到卫生部颁布的人间布病稳定控制标准。

三、今后布病防治工作建议

布病是人畜共患病，人间布病的预防控制很大程度取决于畜间布病预防控制情况，有畜间疫情，就有可能波及人间。此外，近年牲畜交易、流动增加，布病疫情随时有可能经感染牲畜传入，因此，人间布病达到稳定控制标准后，东莞市仍要继续开展畜间、人间布病监测巩固工作。

广东省稳定控制人间布病达标审评组
1999 年 1 月 29 日

1999 年 6 月 23—25 日，广东省评审组对佛山和茂名 2 市进行了稳定控制区的现场评审。

• 佛山市稳定控制人间布病达标审评报告

布鲁氏菌病（以下简称布病）是一种人畜共患病，传染性强，对人畜危害严重。佛山市辖两个区及四个县级市，其中南海、顺德市为布病一类疫区，高明、三水、石湾三个区（市）为布病三类疫区，经过十多年的努力，布病防治工作取得了较好成绩。所辖各区（市）按《广东省布鲁氏菌病达标考核方案》，于 1993—1996 年全面开展了人间布病监测工作。根据《广东省人间布鲁氏菌病达标审评方案》要求，佛山市卫生局对本市人间布病控制情况进行初审，认为已达到稳定控制标准，于 1998 年 12 月向省卫生厅申请稳定控制人间布病达标审评。

一、布病流行、防治及监测情况

（一）流行及防治情况

佛山市位于广东省中南部，总人口 320.96 万人，其中农业人口 169 万人。

1977 年 10 月高明市畜牧局在明城横江良种猪场开展畜间（猪）布病调查，首次发现畜间布病疫情，感染率高达 44%。1979—1989 年全市各市（区）开展畜间布病监测，检查牲畜 39880 头，血清阳性 618 头，平均阳性率为 1.55%；其中检查生猪 34564 头，阳性 605 头，阳性率 1.75%，牛 5316 头，阳性 13 头，阳性率 0.24%。经过多年加强畜间布病免疫和一系列的净化感染畜措施，取得了显著成绩，1990 后畜间未发现布病阳性，1992 年通过了省畜牧部门的考核，全市达到了畜间布病控制标准。1993—1995 年检查生猪 7472 头，牛 19 头，结果全部为阴性。

1984—1986 年佛山市开展人间布病摸底调查，从南海、顺德、高明、三水、石湾等县级市（区）的受布病威胁人群中，查 2336 份血清，阳性 16 人，阳性率 0.69%，其中 4 例为现症病人。除三水市外，其余各市（区）均有布病疫情；1985 年从顺德市的 2 例病人中分离出一株猪 III 型布氏杆菌。各市（区）对检出的抗体阳性者及病人均及时给予了治疗。

（二）近年监测情况

为组织落实全省地方病防制规划，进一步控制布病疫情，根据广东省卫生厅《关于印发广东省布鲁氏菌病考核方案的通知》精神，在各级政府领导的重视支持下，1993—1996 年全市 5 个疫区全面开展了人间布病监测工作，对兽医、配种员、饲养员、屠宰工、挤奶工、肉类加工人员、乳品加工人员、农民等受布病威胁的重点人群进行血清学调查，经虎红卡片检查 2318 人，均未发现阳性（见附表）。

二、人间布病达标审评

根据《广东省人间布鲁氏菌病达标审评方案》的要求，省卫生厅组织省卫生防疫站、省流行病防治研究所等单位有关领导和专业人员，于 1999 年 6 月 21—23 日对佛山市人间布病控制情况进行达标审评验收。审评组听取了佛山市、高明市、石湾区卫生局关于历年开展布病监测防治工作情况的汇报，对其达标审评的书面申报资料进行详细、全面的审查，对高明市、石湾区近年布病监测防治工作的原始记录、登记表格、年度工作总结和人血清学初筛试验（虎红卡片）结果等进行复查。并在石湾区现场抽查 55 名从事肉类加工、销售的职业人员进行布病虎红卡片检测，结果全部阴性。

根据卫生部、农业部《关于颁布〈布鲁氏菌病诊断方法、疫区判定和控制区考核标准〉的通知》《关于修改补充〈布鲁氏菌病的诊断方法、疫区判定和控制区考核标准〉的通知》，以及《关于印发广东省布鲁氏菌病达标考核方案的通知》等文件精神及现场审评结果，省审评验收组认为：

1. 佛山市各级历届政府领导对布病防治工作十分重视，将其纳入政府工作议事日程，从人力、物力和财力上给予支持，保证了布病监测防治工作的顺利进行。

2. 佛山市各级卫生与畜牧部门密切配合，制订监测防治方案，认真做好布病防治工作，按质按量完成监测防治任务。

3. 通过墙报、广播等多种途径，宣传普及布病防治知识，提高了广大群众对布病的认识水平，增强了自我保护意识，有利于巩固稳定控制布病成果。

4. 通过多年监测调查，基本掌握全市人间布病流行状况。

5. 佛山市畜牧部门认真落实畜间布病综合防治措施。1992 年经省畜牧部门考核验收全市达到畜间布病控制标准。此后监测亦未发现感染牲畜。

6. 佛山市人间布病监测防治资料完整，并能及时整理归档，妥善保管。

7. 经十多年防治，佛山市 1993 年后人间布病监测未发现新发病人，用血清学方法抽检受布病威胁职业人群 2318 人，未发现阳性感染者。省审评验收组在石湾区现场抽查 55 名从事肉类加工、销售的职业人员进行布病虎红卡片检测，也未检出布病抗体阳性者。

省审评组考核结论：佛山市已达到卫生部颁布的人间布病稳定控制标准。

三、今后布病防治工作建议

布病是人畜共患病，人间布病的预防控制很大程度取决于畜间布病预防控制情况，有畜间疫情，就有可能波及人间。此外，佛山市为广东省经济中心，近年牲畜（猪、牛、羊）交易、流动增加，布病疫情随时有可能经感染牲畜传入，如监测控制不力，疫情亦可造成蔓延。因此，人间布病达到稳定控制标准后，仍要继续开展畜间、人间布病监测，巩固已取得的成绩。

广东省人间布病达标审评组

1999 年 6 月 23 日

• 茂名市稳定控制人间布病达标审评报告

布鲁氏菌病（以下简称布病）是一种人畜共患病，传染性强，对人畜危害严重。茂名市所辖的茂南、高州、化州、信宜、电白县

（市、区）均为布病三类疫区，经过十多年的努力，布病防治工作取得了较好成绩。所辖各县（市、区）按《广东省布鲁氏菌病达标考核方案》要求，于1991—1998年全面开展了人间布病监测工作。根据《广东省人间布鲁氏菌病达标审评方案》要求，茂名市卫生局对本市人间布病控制情况进行初审，认为已达到稳定控制标准，于1999年2月向省卫生厅申请稳定控制人间布病达标审评。

一、布病流行、防治及监测情况

（一）流行及防治情况

茂名市位于广东省西南部，总人口606多万人，其中农业人口500多万人。

早在1972年电白县畜牧局在该县松塘猪场用血清学方法发现布病阳性猪。1979年起全市全面开展畜间（猪）布病调查及防治工作，1979—1993年全市各市（区）开展畜间布病监测、防治工作，共检查牲畜9526头，血清阳性320头，平均阳性率为3.36%。经过多年加强病畜扑杀、环境处理、检疫等一系列的净化感染畜措施，取得了显著成绩，畜间阳性率由1979年的14.94%下降到1993年的0.15%，1993年通过了省畜牧部门的考核，全市达到了畜间布病控制标准。1994—1995年检查生猪844头，牛16头，结果全部为阴性。

1984—1986年茂名市开展人间布病摸底调查，从茂南、高州、化州、信宜、电白等县级市（区）的受布病威胁人群中，查2843份血清，阳性70人，阳性率2.46%，其中高州、化州市无检出阳性感染者。各县（市、区）对检出的抗体阳性者均及时给予了治疗。

（二）近年监测情况

为组织落实全省地方病防制规划，进一步控制布病疫情，根据广东省卫生厅《关于印发广东省布鲁氏菌病考核方案的通知》精神，在政府领导的重视支持下，1991—1998年全市5个疫区全面开展了人间布病监测工作，对兽医、配种员、饲养员、屠宰工、肉类加工人员、农民等受布病威胁的重点人群进行血清学调查，经虎红卡片检查3726人，均未发现阳性（见附表）。

二、人间布病达标审评

根据《广东省人间布鲁氏菌病达标审评方案》的要求，省卫生厅组织省卫生防疫站、省流行病防治研究所等单位有关领导和专业人员，于 1999 年 6 月 23—25 日对茂名市人间布病控制情况进行达标审评验收。审评组听取了茂名市、化州市、电白县卫生局关于历年开展布病监测防治工作情况的汇报，对其达标审评的书面申报资料进行详细、全面的审查，对化州市、电白县近年布病监测防治工作的原始记录、登记表格、年度工作总结和人血清学初筛试验（虎红卡片）结果等进行复查。并在电白县现场抽查 32 名从事屠宰、肉类加工、销售等职业人员进行布病虎红卡片检测，结果全部阴性。

根据卫生部、农业部《关于颁布〈布鲁氏菌病诊断方法、疫区判定和控制区考核标准〉的通知》《关于修改补充〈布鲁氏菌病的诊断方法、疫区判定和控制区考核标准〉的通知》，以及《关于印发广东省布鲁氏菌病达标考核方案的通知》等文件精神及现场审评结果，省审评验收组认为：

1. 茂名市各级历届政府领导对布病防治工作十分重视，将其纳入政府工作议事日程，从人力、物力和财力上给予支持，保证了布病监测防治工作的顺利进行。

2. 茂名市各级卫生与畜牧部门密切配合，制订监测防治方案，认真做好布病防治工作，按质按量完成监测防治任务。

3. 通过墙报、广播等多种途径，宣传普及布病防治知识，提高了广大群众对布病的认识水平，增强了自我保护意识，有利于巩固稳定控制布病成果。

4. 通过多年监测调查，基本掌握全市人间布病流行状况。

5. 茂名市畜牧部门认真落实畜间布病综合防治措施。1993 年经省畜牧部门考核验收全市达到畜间布病控制标准。此后监测亦未发现感染牲畜。

6. 茂名市人间布病监测防治资料完整，并能及时整理归档，妥善保管。

7. 经十多年防治，茂名市 1993 年后人间布病监测未发现新发病人，用血清学方法抽检受布病威胁职业人群 3726 人，未发现阳性感染者。省审评验收组在电白县现场抽查 32 名从事肉类加工、销售的职业人员进行布病虎红卡片检测，也未检出布病抗体阳性者。

省审评组考核结论：茂名市所辖各县（市、区）已达到卫生部颁布的人间布病稳定控制标准。

三、今后布病防治工作建议

布病是人畜共患病，人间布病的预防控制很大程度取决于畜间布病预防控制情况，有畜间疫情，就有可能波及人间。此外，近年牲畜（猪、牛、羊）交易、流动增加，布病疫情随时有可能经感染牲畜传入，如监测控制不力，疫情亦可造成蔓延。因此，人间布病达到稳定控制标准后，仍要继续开展畜间、人间布病监测，巩固已取得的成绩。

广东省人间布病达标审评组

1999 年 6 月 25 日

1999 年 8 月 4—5 日，广东省评审组对汕尾市进行了稳定控制区的现场评审。

• 汕尾市稳定控制人间布病达标审评报告

布鲁氏菌病（以下简称布病）是一种人畜共患病，传染性强，对人畜危害严重。汕尾市所辖的陆丰市为布病一类疫区，经过十多年的努力，布病防治工作取得了较好成绩。陆丰市按《广东省布鲁氏菌病达标考核方案》要求，于 1993— 1998 年全面开展了人间布病监测工作。根据《广东省人间布鲁氏菌病达标审评方案》要求，汕尾市卫生局对本市人间布病控制情况进行初审，认为已达到稳定控制标准，于 1999 年 4 月向省卫生厅申请稳定控制人间布病达标审评。

一、布病流行、防治及监测情况

（一）流行及防治情况

汕尾市位于广东省东南部，总人口 260 万人，其中疫区陆丰市人口 120 万人，农业人口 8 万人。

1979 年 11 月陆丰市畜牧局在畜间发现布病阳性猪，在畜牧和卫生部门的重视下，进行了扑杀和无害化处理。从 1979 年起全市全面开展畜间（猪）布病调查及防治工作，1979—1982 年对畜间布病进行了摸底和防治，共检查牲畜 342 头，血清阳性 9 头，平均阳性率为 2.63%，对阳性畜及时进行了扑杀，周围的健康种畜都服布病二号菌苗；1983—1991 年开展畜间布病监测、防治工作，共检查牲畜 764 头，未发现阳性。经过多年加强病畜扑杀、环境处理、检疫等一系列净化感染畜的措施，取得了显著成绩，1992 年通过了省畜牧部门的考核，到了畜间布病稳定控制标准。1994—1995 年检查生猪 107 头，牛 84 头，结果全部为阴性。

1985 年汕尾市开展人间布病摸底调查，从海丰县和陆丰市的受布病威胁人群中，查 1001 份血清，未发现阳性。

（二）近年监测情况

为组织落实全省地方病防制规划，进一步控制布病疫情，根据广东省卫生厅《关于印发广东省布鲁氏菌病考核方案的通知》精神，在各级政府领导的重视支持下，1993—1998 年汕尾市在疫区陆丰市全面开展了人间布病监测工作，对兽医、饲养员、屠宰工、肉类加工人员、农民等受布病威胁的重点人群进行血清学调查，经虎红卡片检查 608 人，均未发现阳性（见附表）。

二、人间布病达标审评

根据《广东省人间布鲁氏菌病达标审评方案》的要求，省卫生厅组织省卫生防疫站、省流行病防治研究所等单位有关领导和专业人员，于 1999 年 8 月 4— 5 日对汕尾市人间布病稳定控制情况进行达标审评验收。审评组听取了陆丰市卫生防疫站关于历年来开展布病监测防治工作情况的汇报，对其达标审评的书面申报资料进行详细、全面的审查，对陆丰市近年布病监测防治工作的原始记录、登记表格、年度工作总结和人血清学初筛试验（虎红卡片）结果等进行复查。并在陆丰市现场抽查 53 名从事屠宰、肉类加工、销售等职业人员进行布病虎红卡片检测，结果全部阴性。

根据卫生部、农业部《关于颁布〈布鲁氏菌病诊断方法、疫区判定和控制区考核标准〉的通知》《关于修改补充〈布鲁氏菌病的诊断方法、疫区判定和控制区考核标准〉的通知》，以及《关于印发广东省布鲁氏菌病达标考核方案的通知》等文件精神及现场审评结果，省审评验收组认为：

1. 汕尾市各级历届政府领导对布病防治工作十分重视，将其纳入政府工作议事日程，从人力、物力和财力上给予支持，保证了布病监测防治工作的顺利进行。

2. 汕尾市各级卫生与畜牧部门密切配合，制订监测防治方案，认真做好布病防治工作，按质按量完成监测防治任务。

3. 通过墙报、广播等多种途径，宣传普及布病防治知识，提高了广大群众对布病的认识水平，增强了自我保护意识，有利于巩固稳定控制布病成果。

4. 通过多年监测调查，基本掌握全市人间布病流行状况。

5. 汕尾市畜牧部门认真落实畜间布病综合防治措施。1992 年经省畜牧部门考核验收达到畜间布病控制标准。此后监测亦未发现感染牲畜。

6. 汕尾市人间布病监测防治资料完整，并能及时整理归档，妥善保管。

7. 经十多年防治，汕尾市人间布病监测未发现新发病人，1993 年后用血清学方法抽检受布病威胁职业人群 608 人，未发现阳性感染者。省审评验收组在陆丰市现场抽查 53 名从事肉类加工、销售的职业人员进行布病虎红卡片检测，未检出布病抗体阳性者。

省审评组考核结论：汕尾市已达到卫生部颁布的人间布病稳定控制标准。

三、今后布病防治工作建议

布病是人畜共患病，人间布病的预防控制很大程度取决于畜间布病预防控制情况，有畜间疫情，就有可能波及人间。此外，近年牲畜

（猪、牛、羊）交易、流动增加，布病疫情随时有可能经感染牲畜传入，如监测控制不力，疫情亦可造成蔓延。因此，人间布病达到稳定控制标准后，仍要继续开展畜间、人间布病监测，巩固已取得的成绩。

广东省人间布病达标审评组

1999 年 8 月 5 日

1999 年 10 月 20—23 日，广东省评审组对江门和云浮 2 市进行了稳定控制区的现场评审。

● 江门市稳定控制人间布病达标审评报告

布鲁氏菌病（以下简称布病）是一种人畜共患病，传染性强，对人畜危害严重。江门市辖新会、开平、台山、鹤山、恩平市五市及江海、蓬江二区，其中鹤山市为布病一类疫区，新会市、开平市、台山市、恩平市、蓬江区为布病二类疫区。经过十多年的努力，布病防治工作取得了较好成绩。江门市按《广东省布鲁氏菌病达标考核方案》要求，于 1989—1998 年全面开展了人间布病监测工作。根据《广东省人间布鲁氏菌病达标审评方案》要求，江门市卫生局对本市人间布病控制情况进行初审，认为已达到稳定控制标准，于 1999 年 9 月向省卫生厅申请稳定控制人间布病达标审评。

一、布病流行、防治及监测情况

（一）流行及防治情况

江门市位于广东省珠江三角洲西南部，总人口 378.89 万人，其中农业人口 255.133 万人，大部分农户兼养牲畜。

江门市是著名侨乡，商品流通活跃，饲养牲畜历史悠久。早在 1956 年新会市五和农场发现畜间布鲁氏菌病（阳性检出率 16%），在 1979 年进行的猪布鲁氏菌病调查中发现猪间布病流行，从 1986 年开始，畜牧部门在全市开展监测工作，1986—1993 年共检测牲猪 38100 头，阳性率 4.89%。其中 1990—1993 年检测 7419 头，阳性 24 头，阳性率 0.32%。根据监测情况，经过多年加强病畜淘汰扑杀、健康猪定期服苗、环境处理、种猪的人工授精、饲养种猪许可制度、检疫等一系列净化感染畜的措施，取得了显著成绩，1993 年全市除新会市外，畜间通过省畜牧部门的验收，达到畜间布病控制区标准。新会市则于1995 年通过省畜牧部门的验收，达到畜间布病控制区标准。1994—1998 年检查牲猪 5368 头，阳性 17 头，阳性率 0.32%。

1985 年江门市所辖的各疫区县（市、区）开展人间布病摸底调查，从兽医、屠宰工、饲养员、皮革工等受布病威胁人群中，查 3305 份血清，阳性 22 份，平均阳性率为 0.68%。

（二）近年人间布病监测情况

为组织落实全省地方病防制规划，进一步控制布病疫情，根据广东省卫生厅《关于印发广东省布鲁氏菌病考核方案的通知》精神，在各级政府领导的重视支持下，1989—1998 年江门市在疫区全面开展了人间布病监测工作，对受布病威胁的重点人群进行血清学调查，经虎红卡片检查 5446 人，其中兽医 441 人，饲养员 1915 人，挤奶工 6 人，猪皮加工员 890 人，肉类加工员 486 人，屠宰工 1140 人，配种工 153 人，农民 206 人，其他 209 人，结果阳性 20 人，平均阳性率 0.37%，其中饲养员 18 人、屠宰工 2 人；地区分布为：恩平市 1989 年发现 1 例，新会市 1993 年、1994 年、1995 年共发现 19 例，新会市在 1996 年、1997 年、1998 年连续三年监测均无发现阳性，其余各市、区均为阴性（见附表）。

二、人间布病达标审评

根据《广东省人间布鲁氏菌病达标审评方案》的要求，省卫生厅组织省卫生防疫站、省流行病防治研究所等单位有关领导和专业人员，于 1999 年 10 月 23—25 日对江门市人间布病稳定控制情况进行达标审评验收。审评组听取了江门市卫生局谢礼豪副局长关于江门市布鲁氏菌病考核工作总结的汇报，对其达标审评的书面申报资料进行详细的审查，对新会、鹤山市近年布病监测防治工作的原始记录、登记表格、年度工作总结和人血清学初筛试验（虎红卡片）结果等进行复查。并在新会市现场抽查了 52 名从事屠宰、肉类加工、销售等高危人群进行布病虎红卡片检测，结果全部阴性。

根据卫生部、农业部《关于颁布〈布鲁氏菌病诊断方法、疫区判定和控制区考核标准〉的通知》《关于修改补充〈布鲁氏菌病的诊断方法、疫区判定和控制区考核标准〉的通知》，以及《关于印发广东省布鲁氏菌病达标考核方案的通知》等文件精神及现场审评结果，省审评验收组认为：

1. 江门市各级政府对布病防治工作十分重视，将其纳入政府工作议事日程，从人力、物力和财力上给予支持，保证了布病防治监测工作的顺利进行。

2. 江门市各级卫生与畜牧部门密切配合，制订防治监测方案，认真做好布病防治工作，按质按量完成监测防治任务。

3. 通过墙报、广播等多种途径，宣传普及布病防治知识，提高了广大群众对布病的认识水平，增强了自我保护意识，有利于巩固稳定控制布病的成果。

4. 通过多年监测调查，基本掌握全市人间布病流行状况。

5. 江门市畜牧部门认真落实畜间布病综合防治措施。1993 年及 1995 年考核验收达到畜间布病控制标准。

6. 人间布病监测防治资料完整，并能及时整理归档，妥善保管。

7. 经十多年防治，1989—1998 年江门市在疫区全面开展了人间布病监测工作，对受布病威胁的重点人群进行血清学调查，经虎红卡片检查 5446 人，结果阳性人，平均阳性率 0.37%，地区分布为：恩平市 1989 年发现 1 例，新会市 1993 年、1994 年、1995 年共发现 19 例，新会市在 1996 年、1997 年、1998 年连续三年监测均无发现阳性，其余各市区均为阴性，符合部颁标准及省的有关要求（见附表）。

省审评验收组在新会市现场抽查 52 名从事屠宰、肉类加工、销售等职业人员进行布病虎红卡片检测，结果全部阴性。

省评组考核结论：江门市已达到卫生部颁布的人间布病稳定控制标准。

三、今后布病防治工作建议

布病是人畜共患病，人间布病的预防控制很大程度取决于畜间布病预防控制情况，有畜间疫情，就有可能波及人间。此外，近年牲畜（猪、牛、羊）交易、流动增加，布病疫情随时有可能经感染牲畜传入，如监测控制不力，疫情亦可造成蔓延。因此，人间布病达到稳定控制标准后，仍要继续开展畜间、人间布病监测，巩固已取得的成绩。

广东省人间布病达标审评组

1999 年 10 月 25 日

●云浮市稳定控制人间布病达标审评报告

布鲁氏菌病（以下简称布病）是一种人畜共患病，传染性强，对人畜危害严重。云浮市辖三个县一个市一个区，其中云城区、云安县为布病一类疫区，新兴、郁南县为布病三类疫区。经过十多年的努力，布病防治工作取得了较好成绩。云浮市按《广东省布鲁氏菌病达标考核方案》要求，于 1991—1997 年全面开展了人间布病监测工作。根据《广东省人间布鲁氏菌病达标审评方案》要求，云浮市卫生局对本市人间布病控制情况进行初审，认为已达到稳定控制标准，于 1999 年 8 月向省卫生厅申请稳定控制人间布病达标审评。

一、布病流行、防治及监测情况

（一）流行及防治情况

云浮市 1994 年设市，位于广东省中西部，总人口 248.30 万人，其中农业人口 171.98 万人。

1979 年起云浮市畜牧局在畜间发现布病阳性猪，在畜牧和卫生部门的重视下，进行了扑杀和无害化处理。从 1979 年起全市全面开展畜间（猪）布病调查及监测、防治工作，经过多年加强病畜扑杀、环境处理、检疫等一系列净化感染畜的措施，取得了显著成绩，1995 年通过了省畜牧部门的考核，达到了畜间布病稳定控制标准。1995—1998 年检查牲畜生猪 1295 头，结果全部为阴性。

1984—1986 年云浮市所辖的各县（市、区）开展人间布病摸底调查，从新兴县、郁南县、罗定市及原云浮县（即云安县、云城区）的受布病威胁人群中，查 1911 份血清，从新兴县、罗定市各发现 3 例和 1 例血清学阳性，平均阳性率为 0.21 %。

（二）近年监测情况

为组织落实全省地方病防制规划，进一步控制布病疫情，根据广东省卫生厅《关于印发广东省布鲁氏菌病考核方案的通知》精神，在各级政府领导的重视支持下，1991—1997 年云浮市在疫区全面开展了人间布病监测工作，对兽医、饲养员、屠宰工、肉类加工人员、农民等受布病威胁的重点人群进行血清学调查，经虎红卡片检查 4631 人，在 1991 年、1993 年、1994 年分别在郁南及云安县各发现 4 例、1 例、1 例病人，都给予了及时的治疗，平均总阳性率为 0.12%。1996 年后未发现阳性（见附表）。

二、人间布病达标审评

根据《广东省人间布鲁氏菌病达标审评方案》的要求，省卫生厅组织省卫生防疫站、省流行病防治研究所等单位有关领导和专业人员，于 1999 年 10 月 20—23 日对云浮市人间布病稳定控制情况进行达标审评验收。审评组听取了云浮市卫生局李万程副局长关于历年来开展布病防治监测工作情况的汇报，对其达标审评的书面申报资料进行详细、全面的审查，对云城区、新兴县近年布病监测防治工作的原始记录、登记表格、年度工作总结和人血清学初筛试验（虎红卡片）结果等进行复查。并在云城区及云安县现场抽查 64 名从事屠宰、肉类加工、销售等职业人员进行布病虎红卡片检测，结果除发现 1 例可疑待证实外，其余全部阴性。

根据卫生部、农业部《关于颁布〈布鲁氏菌病诊断方法、疫区判定和控制区考核标准〉的通知》《关于修改补充〈布鲁氏菌病的诊断方法、疫区判定和控制区考核标准〉的通知》，以及《关于印发广东省布鲁氏菌病达标考核方案的通知》等文件精神及现场审评结果，省审评验收组认为：

1. 云浮市各级历届政府领导对布病防治工作十分重视，将其纳入政府工作议事日程，从人力、物力和财力上给予支持，保证了布病防治监测工作的顺利进行。

2. 云浮市各级卫生与畜牧部门密切配合，制订防治监测方案，认真做好布病防治工作，按质按量完成监测防治任务。

3. 通过墙报、广播等多种途径，宣传普及布病防治知识，提高了广大群众对布病的认识水平，增强了自我保护意识，有利于巩固稳定控制布病的成果。

4. 通过多年监测调查，基本掌握全市人间布病流行状况。

5. 云浮市畜牧部门认真落实畜间布病综合防治措施。1995 年经省畜牧部门考核验收达到畜间布病稳定控制标准。此后监测亦未发现感染牲畜。

6. 云浮市人间布病监测防治资料完整，并能及时整理归档，妥善保管。

7. 经十多年防治，1995 年后云浮市人间布病监测未发现新发病人，1991—1997 年用血清学方法抽检受布病威胁职业人群 4631 人，1991 年、1993 年、1994 年各发现 4 例、1 例、1 例阳性，阳性率小于 1% 的部颁标准。省审评验收组在云城区、云安县现场抽查 64 名从事肉类加工、销售的职业人员进行布病虎红卡片检测，结果除发现 1 例可疑待证实外，其余全部阴性。

省审评组考核结论：云浮市已达到卫生部颁布的人间布病稳定控制标准。

三、今后布病防治工作建议

布病是人畜共患病，人间布病的预防控制很大程度取决于畜间布病预防控制情况，有畜间疫情，就有可能波及人间。此外，近年牲畜（猪、牛、羊）交易、流动增加，布病疫情随时有可能经感染牲畜传入，如监测控制不力，疫情亦可造成蔓延。因此，人间布病达到稳定控制标准后，仍要继续开展畜间、人间布病监测，巩固已取得的成绩。

鉴于云浮市在 1995 年在监测中仍发现血清学阳性，建议在 2000

年全市进行一次监测，以进一步完善资料，及时掌握布鲁氏菌病的流行动态。

广东省人间布病达标审评组

1999 年 10 月 23 日

1999 年 11 月 17—19 日，广东省评审组对肇庆和深圳 2 市进行了稳定控制区的现场评审。

●肇庆市稳定控制人间布病达标审评报告

布鲁氏菌病（以下简称布病）是一种人畜共患病，传染性强，对人畜危害严重。肇庆市辖端州、鼎湖二区及高要、四会、广宁、怀集、封开、德庆六县（市），其中鼎湖区为布病一类疫区，高要、四会、广宁、怀集、德庆县为布病三类疫区。经过十多年的努力，布病防治工作取得了较好成绩。肇庆市按《广东省布鲁氏菌病达标考核方案》要求，于 1991—1998 年全面开展了人间布病监测工作。根据《广东省人间布鲁氏菌病达标审评方案》要求，肇庆市卫生局对本市人间布病控制情况进行初审，认为已达到稳定控制标准，于 1999 年 10 月向省卫生厅申请稳定控制人间布病达标审评。

一、布病流行、防治及监测情况

（一）流行及防治情况

肇庆市位于广东省西北部，总人口 372 万人，东南为冲积平原，西南为丘陵山地，是广东省的山区市，其中农业人口 270 万人，大部分农户兼养牲畜。

早在 1965 年高要县食品公司从北方购进的胡羊中检出布鲁氏菌（阳性检出率 42%），1977 年在鼎湖水坑畜牧场开展布病调查中发现畜间感染（阳性率 78.1%）；从 1979 年开始，畜牧部门在全市开展普查、监测、净化工作，1979—1995 年共检测牲猪 44958 头次，阳性牲猪 1122 头，阳性率 2.49%；检牛 700 头次，未检出阳性。根据监测情况，经过多年加强病畜淘汰扑杀、健康猪定期服苗、环境处理、种猪的人工授精、饲养种猪许可制度、检疫等一系列净化感染畜的措施，取得了显著成绩，1995 年通过省畜牧部门的验收，除鼎湖区达到畜间布病控制区标准外，其余均达到畜间布病稳定控制区标准。

1983 年肇庆市在鼎湖水坑地区种猪场调查发现 2 例布病病人，1984—1986 年所辖的各疫区县（市、区）开展人间布病摸底调查，从兽医、屠宰工、饲养员、皮革工等受布病威胁人群中，查 2233 份血清，阳性 10 份，平均阳性率为 0.45%，其中 6 例为布病病人。

（二）近年人间布病监测情况

为组织落实全省地方病防制规划，进一步控制布病疫情，根据广东省卫生厅《关于印发广东省布鲁氏菌病考核方案的通知》精神，在各级政府领导的重视支持下，1991—1998 年肇庆市在疫区全面开展了人间布病监测工作，对受布病威胁的重点人群进行血清学调查，经虎红卡片检查 3153 人，其中兽医 280 人，饲养员 873 人，猪皮加工员 70 人，肉类加工员 228 人，屠宰工 1088 人，配种工 6 人，其他 108 人，结果阳性 3 人，平均阳性率 0.1%，其中兽医、饲养员、屠宰工各 1 人；地区分布为：四会市 1991 年发现 1 例，鼎湖区 1995 年发现 2 例，此后连续三年监测均无发现阳性，其余各市、区均为阴性（见附表）。

二、人间布病达标审评

根据《广东省人间布鲁氏菌病达标审评方案》的要求，省卫生厅组织省卫生防疫站、省流行病防治研究所、深圳市卫生防疫站等单位有关领导和专业人员，于 1999 年 11 月 17—19 日对肇庆市人间布病稳定控制情况进行达标审评验收。审评组听取了肇庆市卫生局顾炳煊副局长关于肇庆市布鲁氏菌病考核工作总结的汇报，对其达标审评的书面申报资料进行详细的审查，对四会市、鼎湖区近年布病监测防治工作的原始记录、登记表格、年度工作总结和人血清学初筛试验（虎红卡片）结果等进行复查。

根据卫生部、农业部《关于颁布〈布鲁氏菌病诊断方法、疫区判定和控制区考核标准〉的通知》《关于修改补充〈布鲁氏菌病的诊断方法、疫区判定和控制区考核标准〉的通知》，以及《关于印发广东省布鲁氏菌病达标考核方案的通知》等文件精神及现场审评结果，省审评验收组认为：

1. 肇庆市各级政府对布病防治工作十分重视，将其纳入政府工作议事日程，从人力、物力和财力上给予支持，保证了布病防治监测工作的顺利进行。

2. 肇庆市各级卫生与畜牧部门密切配合，制订防治监测方案，认真做好布病防治工作，按质按量完成监测防治任务。

3. 通过墙报、广播等多种途径，宣传普及布病防治知识，提高了广大群众对布病的认识水平，增强了自我保护意识，有利于巩固稳定控制布病的成果。

4. 通过多年监测调查，基本掌握全市人间布病流行状况。

5. 肇庆市畜牧部门认真落实畜间布病综合防治措施。1995年经省畜牧部门考核验收达到畜间布病稳定控制标准。

6. 肇庆市人间布病监测防治资料完整，并能及时整理归档，妥善保管。

7. 经十多年防治，1991—1998年肇庆市在疫区全面开展了人间布病监测工作，对受布病威胁的重点人群进行血清学调查，经虎红卡片检查3153人，结果阳性3人，平均阳性率0.1%，其中兽医、饲养员、屠宰工各1人，地区分布为：四会市1991年发现1例，鼎湖区1995年发现2例，此后连续三年监测均无发现阳性，其余各市、区均为阴性，符合部颁标准及省的有关要求（见附表）。

省审评组考核结论：肇庆市已达到卫生部颁布的人间布病稳定控制标准。

三、今后布病防治工作建议

布病是人畜共患病，人间布病的预防控制很大程度取决于畜间布病预防控制情况，有畜间疫情，就有可能波及人间。此外，近年牧畜（猪、牛、羊）交易、流动增加，布病疫情随时有可能经感染牧畜传入，如监测控制不力，疫情亦可造成蔓延。因此，人间布病达到稳定控制标准后，仍要继续开展畜间、人间布病监测，巩固已取得的成绩。

广东省人间布病达标审评组

1999 年 11 月 19 日

• 深圳市稳定控制人间布病达标审评报告

布鲁氏菌病（以下简称布病）是一种人畜共患病，传染性强，对人畜危害严重。深圳市辖罗湖、福田、南山、宝安、龙岗等五区，其中宝安区为布病一类疫区，罗湖、福田、南山区为布病三类疫区。经过十多年的努力，布病防治工作取得了较好成绩。市各级卫生防疫部门按《广东省布鲁氏菌病达标考核方案》的要求，于 1993—1997 年全面开展了人间布病监测工作。根据《广东省人间布鲁氏菌病达标审评方案》要求，深圳市卫生局对本市人间布病控制情况进行初审，认为已达到稳定控制标准，于 1999 年 11 月向省卫生厅申请稳定控制人间布病达标审评。

一、布病流行、防治及监测情况

（一）流行及防治情况

深圳市位于广东省珠江三角洲南部，常住人口 114.6 万人，暂住人口 280.36 万人，其中农业人口 23.9 万人。

深圳市是进出口贸易的重要口岸城市，大量的进出口猪、羊等家畜和动物肉类经深圳中转或加工储藏，商品流通活跃。1979 年在宝安区沙井镇和福田区车公庙进行布鲁氏菌病监测，共监测牲畜 2789 头，发现阳性畜 38 头，阳性率 1.36%。此后畜牧部门在全市开展畜间布病监测防治工作，1979—1991 年共检测牲猪 26383 头，阳性 361 头，阳性率 1.37%；检测牛 102429 头，阳性 3 头，阳性率 0.003%。经过多年加强病畜淘汰扑杀、健康猪定期服苗、环境处理、种猪的人工授精、饲养种猪许可制度、检疫等一系列净化感染畜的措施，取得了显著成绩，1992 年通过省畜牧部门的验收，达到畜间布病稳定控制区标准。1996—1999 年宝安区光明农场检查本场牲猪 2307 头，牛 1655 头；

1998—1999 年深圳市畜牧兽医站监测 17 猪场，查牲猪 2973 头，结果全部阴性。

1985—1986 年深圳市在宝安区、罗湖区、南头区及盐田区开展人间布病摸底调查，从畜医、屠宰工、饲养员、肉类加工员、挤奶工等受布病威胁人群中，查 1015 份血清，阳性 3 份，平均阳性率为 0.3%。

（二）近年人间布病监测情况

为落实全省地方病防制规划，进一步控制布病疫情，根据广东省卫生厅《关于印发广东省布鲁氏菌病考核方案的通知》精神，在各级政府领导的重视支持下，1993—1997 年深圳市在疫区全面开展了人间布病监测工作，对受布病威胁的重点人群进行血清学调查，经虎红卡片检查 2628 人，结果 1993 年罗湖区发现阳性 1 人，平均阳性率 0.04%，其余各区均为阴性；全市至今未发现布病病人（见附表）。

二、人间布病达标审评

根据《广东省人间布鲁氏菌病达标审评方案》的要求，省卫生厅组织省卫生防疫站、省流行病防治研究所、肇庆市卫生防疫站、云浮市卫生防疫站等单位有关领导和专业人员，于 1999 年 12 月 1—3 日对深圳市人间布病稳定控制情况进行达标审评验收。审评组听取了深圳市卫生局李耀培处长关于深圳市人间布鲁氏菌病稳定控制达标审评工作总结的汇报，对其达标审评的书面申报资料进行详细审查，对罗湖、宝安区近年布病监测防治工作的原始记录、登记表格、年度工作总结和人血清学初筛试验（虎红卡片）结果等进行复查。并在宝安区光明畜牧农场（牛场）现场抽查了 51 名从事畜医、饲养员等高危人群进行布病虎红卡片检测，结果全部阴性。

根据卫生部、农业部《关于颁布〈布鲁氏菌病诊断方法、疫区判定和控制区考核标准〉的通知》《关于修改补充〈布鲁氏菌病的诊断方法、疫区判定和控制区考核标准〉的通知》，以及《关于印发广东省布鲁氏菌病达标考核方案的通知》等文件精神及现场审评结果，省审评验收组认为：

1. 深圳市各级政府对布病防治工作十分重视，将其纳入政府工作议事日程，从人力、物力和财力上给予支持，保证了布病防治监测工作的顺利进行。

2. 深圳市各级卫生与畜牧部门密切配合，制订监测防治方案，认真做好布病防治工作，按质按量完成监测防治任务。

3. 通过墙报、广播等多种途径，宣传普及布病防治知识，提高了广大群众对布病的认识水平，增强了自我保护意识，有利于巩固稳定控制布病的成果。

4. 深圳市畜牧部门认真落实畜间布病综合防治措施。1992年经省畜牧部门考核验收达到畜间布病稳定控制标准。

5. 通过多年监测调查，基本掌握全市人间布病流行状况。

6. 深圳市人间布病监测防治资料完整，并能及时整理归档，妥善保管。

7. 经十多年防治，1993—1997年深圳市在疫区全面开展了人间布病监测工作，对受布病威胁的重点人群进行血清学调查，经虎红卡片检查2628人，结果仅罗湖区1993年发现1例，其余均为阴性，符合部颁标准及省的有关要求（见附表）。

省审评验收组在宝安区光明畜牧农场（牛场）现场抽查了51名从事畜医、饲养员等高危人群进行布病虎红卡片检测，结果全部阴性。

省审评组考核结论：深圳市已达到卫生部颁布的人间布病稳定控制标准。

三、今后布病防治工作建议

布病是人畜共患病，人间布病的预防控制很大程度取决于畜间布病预防控制情况，有畜间疫情，就有可能波及人间。深圳市作为中国重要口岸城市，牲畜（猪、牛、羊）交易、流动活跃，布病疫情随时有可能经感染牲畜传入，如监测控制不力，疫情亦可造成蔓延。因此，人间布病达到稳定控制标准后，仍要继续开展畜间、人间布病监测，巩固已取得的成绩。

广东省人间布病达标审评组
1999年12月3日

1999 年 12 月 16—19 日，广东省评审组对湛江市进行了稳定控制区的现场评审。

·湛江市稳定控制人间布病达标审评报告

布鲁氏菌病（以下简称布病）是一种人畜共患病，传染性强，对人畜危害严重。湛江市辖廉江、雷州、徐闻、遂溪、吴川、麻章、赤坎、霞山、坡头等九个县（市、区），其中廉江、雷州、徐闻、遂溪、吴川、麻章为布病三类疫区。经过十多年的努力，布病防治工作取得了较好成绩。市各级卫生防疫部门按《广东省布鲁氏菌病达标考核方案》的要求，于 1993—1996 年全面开展了人间布病监测工作。根据《广东省人间布鲁氏菌病达标审评方案》要求，湛江市卫生局对本市人间布病控制情况进行初审，认为已达到稳定控制标准，于 1999 年 11 月向省卫生厅申请稳定控制人间布病达标审评。

一、布病流行、防治及监测情况

（一）流行及防治情况

湛江市位于广东省西南部，与广西、海南省接壤，总人口 636.51 万人，是广东省西南部的重要进出口贸易口岸，大量的进出口猪、羊等家畜和动物肉类经湛江中转或加工储藏，商品流通活跃。早在 1979 年遂溪县黄略镇发现布病牛 4 头，在廉江县 14 个镇、徐闻县的农科所猪场、东方红农场、市郊区的猪场发现猪间布病流行。此后畜牧部门在全市开展畜间布病监测防治工作，1979—1993 年共检测牲猪 14600 头，阳性 361 头，平均阳性率 2.12%，其中 1990—1993 年检测 4727 头全部阴性；检测牛 4243 头，阳性 14 头，平均阳性率 0.59%，其中 1986—1993 年检测 2943 头全部阴性；检测山羊 966 头，阳性 17 头，平均阳性率 1.76%，其中 1982—1993 年检测 882 头全部阴性。经过多年加强病畜淘汰扑杀、健康猪定期服苗、环境处理、种猪的人工授精、饲养种猪许可制度、检疫等一系列净化感染畜的措施，取得了显著成绩，1993 年通过省畜牧部门的验收，达到畜间布病稳定控制区标准。1994—1998 年湛江市畜牧部门监测牲猪 516 头、牛 9 头，结果全部阴性。

1986 年湛江市在辖区开展人间布病摸底调查，从兽医、屠宰工、饲养员、肉类加工员、挤奶工等受布病威胁人群中，查 2764 份血清，阳性 14 份，平均阳性率为 0.51%。

（二）近年人间布病监测情况

为落实全省地方病防制规划，进一步控制布病疫情，根据广东省卫生厅《关于印发广东省布鲁氏菌病考核方案的通知》精神，在各级政府领导的重视支持下，1993—1996 年湛江市在疫区全面开展了人间布病监测工作，对受布病威胁的重点人群进行血清学调查，经虎红专片检查 2725 人，结果全部阴性；全市至今未发现布病病人（见附表）。

二、人间布病达标审评

根据《广东省人间布鲁氏菌病达标审评方案》的要求，省卫生厅组织省卫生防疫站、省流行病防治研究所、东莞市卫生防疫站等单位有关领导和专业人员，于 1999 年 12 月 16—19 日对湛江市人间布病稳定控制情况进行达标审评验收。审评组听取湛江市布病防治监测工作总结的汇报，对其达标审评的书面申报资料进行详细审查，对遂溪、麻章布病监测防治工作的原始记录、登记表格、年度工作总结等进行复查，并在麻章现场抽查了 58 名从事畜医、饲养员、挤奶工等高危人群进行布病虎红卡片检测，结果全部阴性。

根据卫生部、农业部《关于颁布〈布鲁氏菌病诊断方法、疫区判定和控制区考核标准〉的通知》《关于修改补充〈布鲁氏菌病的诊断方法、疫区判定和控制区考核标准〉的通知》，以及《关于印发广东省布鲁氏菌病达标考核方案的通知》等文件精神及现场审评结果，省审评验收组认为：

1. 湛江市各级政府对布病防治工作十分重视，将其纳入政府工作议事日程，从人力、物力和财力上给予支持，保证了布病防治监测工作的顺利进行。

2. 湛江市各级卫生与畜牧部门密切配合，制订监测防治方案，认真做好布病防治工作，按质按量完成监测防治任务。

3．通过墙报、广播等多种途径，宣传普及布病防治知识，提高了广大群众对布病的认识水平，增强了自我保护意识，有利于巩固稳定控制布病的成果。

4．湛江市畜牧部门认真落实畜间布病综合防治措施。1993年经省畜牧部门考核验收达到畜间布病稳定控制标准。

5．通过多年监测调查，基本掌握全市人间布病流行状况。

6．湛江市人间布病监测防治资料基本完整，并能及时整理归档，妥善保管。

7．经十多年防治，1993—1996年湛江市在疫区全面开展了人间布病监测工作，对受布病威胁的重点人群进行血清学调查，经虎红卡片检查2725人，结果全部阴性。

省审评验收组在麻章现场抽查了58名从事兽医、饲养员、挤奶工等高危人群进行布病虎红卡片检测，结果全部阴性。

省审评组考核结论：湛江市已达到卫生部颁布的人间布病稳定控制标准。

三、今后布病防治工作建议

布病是人畜共患病，人间布病的预防控制很大程度取决于畜间布病预防控制情况，有畜间疫情，就有可能波及人间。湛江市作为广东省西南部重要口岸城市，牲畜（猪、牛、羊）交易、流动活跃，布病疫情随时有可能经感染牲畜传入，如监测控制不力，疫情亦可造成蔓延。因此，人间布病达到稳定控制标准后，仍要继续开展畜间、人间布病监测，巩固已取得的成绩。

广东省人间布病达标审评组

1999年12月19日

2000年11月23—27日，广东省评审组对惠州市进行了稳定控制区的现场评审。

● 惠州市稳定控制人间布病达标审评报告

布鲁氏菌病（以下简称布病）是一种人畜共患病，传染性强，对人畜危害严重。惠州市所辖惠城、惠阳、惠东、博罗、龙门等五区（市、县），为布病三类疫区。经过十多年的努力，布病防治工作取得了较好成绩。各级卫生防疫部门按《广东省布鲁氏菌病达标考核方案》的要求，于1990—1999年全面开展了人间布病监测工作。根据《广东省人间布鲁氏菌病达标审评方案》要求，惠州市卫生局对本市人间布病控制情况进行初审，认为已达到稳定控制标准，于2000年9月向省卫生厅申请稳定控制人间布病达标审评。

一、布病流行、防治及监测情况

（一）流行及防治情况

惠州市位于广东省东南部，常住人口260万人，其中农业人口172万人，畜牧业人口3.1万人。

惠州市1956年在惠阳县马安种畜场进行布病调查，共检查牲猪177头，发现阳性39头，阳性率22.03%。此后畜牧部门在全市开展畜间布病监测防治工作，1978—1981年检查牛497头，阳性2头，阳性率0.40%；1990年检查牲猪2213头，牛90头，阳性4头，总阳性率0.17%。经过多年加强病畜淘汰扑杀、健康猪定期服苗、环境处理、种猪人工授精、饲养种猪许可制度、检疫等一系列净化感染畜的措施，取得了显著成绩，1990年通过省畜牧部门的验收，达到畜间布病控制区标准。1992—1999年惠州市畜牧兽医部门在龙门、博罗、惠阳查牲猪2639头，结果全部阴性。

1985—1987年在惠城、惠阳、惠东、博罗、龙门等五区（市、县）开展人间布病摸底调查，从兽医、屠宰工、饲养员、肉类加工员、挤奶工等受布病威胁人群中，查3050份血清，阳性4份，平均阳性率为0.13%。

（二）近年人间布病监测情况

为落实全省地方病防制规划，进一步控制布病疫情，根据广东省卫生厅《关于印发广东省布鲁氏菌病考核方案的通知》精神，在各级政府领导的重视支持下，1990—1999 年惠州市在疫区全面开展了人间布病监测工作，对受布病威胁的重点人群进行血清学调查，经虎红卡片检查 2441 人，结果均为阴性（见附表）。

二、人间布病达标审评

根据《广东省人间布鲁氏菌病达标审评方案》的要求，省卫生厅组织省卫生防疫站、省流行病防治研究所、肇庆市卫生防疫站、云浮市卫生防疫站等单位有关领导和专业人员，于 2000 年 11 月 23—27 日对惠州市人间布病稳定控制情况进行达标审评验收。省审评组听取了惠州市卫生局喻超英副局长、市卫生防疫站任永礼副站长关于惠州市人间布病防治工作情况的汇报，对其达标审评的书面申报资料进行了详细审查，对龙门、博罗、惠城三县（区）近年布病监测防治工作的原始记录、登记表格、年度工作、计划、总结和人血清学初筛试验（虎红卡片）结果等进行复查，并分别在龙门、博罗、惠城三县（区）现场抽查了 251 名、51 名、52 名兽医、饲养员、屠宰工等高危人群，进行布病虎红卡片检查，结果仅在龙门发现 1 名屠宰工阳性，阳性率为 0.40%，总阳性率为 0.28%，低于 1% 的部颁标准。阳性者的相关情况正在继续调查处理。

根据卫生部、农业部《关于颁布〈布鲁氏菌病诊断方法、疫区判定和控制区考核标准〉的通知》《关于修改补充〈布鲁氏菌病的诊断方法、疫区判定和控制区考核标准〉的通知》，以及《关于印发广东省布鲁氏菌病达标考核方案的通知》等文件精神及现场审评结果，省审评验收组认为：

1. 惠州市各级政府对布病防治工作十分重视，将其纳入政府工作议事日程，从人力、物力和财力上给予支持，保证了布病防治监测工作的顺利进行。

2. 惠州市各级卫生与畜牧部门密切配合，制订监测防治方案，认真做好布病防治工作，按质按量完成监测防治任务。

3. 通过墙报、广播等多种途径，宣传普及布病防治知识，提高了广大群众对布病的认识水平，增强了自我保护意识，有利于巩固稳定控制布病的成果。

4. 惠州市畜牧部门认真落实畜间布病综合防治措施。1990年经省畜牧部门考核验收达到畜间布病稳定控制标准。

5. 通过多年监测调查，基本掌握全市人间布病流行状况。

6. 惠州市人间布病监测防治资料完整，并能及时整理归档，妥善保管。

7. 经十多年防治，1990—1999年惠州市在疫区全面开展了人间布病监测工作，对受布病威胁的重点人群进行血清学调查，经虎红卡片检查2441人，结果均为阴性，符合部颁标准及省的有关要求。

8. 惠东县、惠阳市已于1992年经省考核验收达到稳定控制标准。

省审评验收组分别在龙门、博罗、惠城县（区）现场抽查了251名、51名、52名畜医、饲养员、屠宰工等高危人群，进行布病虎红卡片检查，结果仅在龙门发现1名屠宰工阳性，阳性率为0.40%，总阳性率为0.28%，低于1%的部颁标准。

省审评组考核结论：惠州市已达到卫生部颁布的人间布病稳定控制标准。

三、今后布病防治工作建议

布病是人畜共患病，人间布病的预防控制很大程度取决于畜间布病预防控制情况，有畜间疫情，就有可能波及人间。此外，近年牲畜（猪、牛、羊）交易、流动增加，布病疫情随时有可能经感染牲畜传入，如监测控制不力，疫情亦可造成蔓延。因此，人间布病达到稳定控制标准后，仍要继续开展畜间、人间布病监测，巩固已取得的成绩。

广东省人间布病达标审评组

2000年11月27日

2001年3月13—16日，广东省评审组对梅州、清远、河源3市进行了稳定控制区的现场评审。

● 梅州市稳定控制人间布病达标审评报告

布鲁氏菌病（以下简称布病）是一种人畜共患病，传染性强，对人畜危害严重。梅州市所辖梅江、梅县、蕉岭、大埔、丰顺、五华、兴宁、平远等八区（市、县），为布病三类疫区。经过十多年的努力，布病防治工作取得了较好成绩。各级卫生防疫部门按《广东省布鲁氏菌病达标考核方案》的要求，于1986年起开展了人间布病监测工作，已于1990年通过了省地病办的验收，认为该市的布病工作已取得了较好的成绩。根据《广东省人间布鲁氏菌病达标审评方案》要求，梅州市卫生局对本市人间布病控制情况进行初审，认为已达到稳定控制标准，于2000年12月向省卫生厅申请稳定控制人间布病达标审评。

一、布病流行、防治及监测情况

（一）流行及防治情况

梅州市位于广东省东北部，总人口476万人，其中农业人口379万人。

梅州市1956年发现畜间布病流行，八十年代初在蕉岭和梅县均发现畜间布病，1980—1983年兴宁市畜牧局调查奶牛338头，奶羊头，种猪662头，发现阳性10头，阳性率0.98%，其中奶牛5头，种猪5头。此后畜牧部门在全市开展畜间布病监测防治工作，经过多年加强病畜淘汰扑杀、健康猪定期服苗、环境处理、种猪人工授精、饲养种猪许可制度、检疫等一系列净化感染畜的措施，1987年至今未检出阳性畜，取得了显著成绩。

1985—1990年在梅江、梅县、蕉岭、大埔、丰顺、五华、兴宁、平远等八区（市、县）开展人间布病摸底调查，从兽医、屠宰工、饲养员、肉类加工员、挤奶工等受布病威胁人群中，查5278份血清，阳性2份，平均阳性率为0.04%。

（二）近年人间布病监测情况

为落实全省地方病防制规划，进一步控制布病疫情，在各级政府领导的重视支持下，1990年起梅州市在疫区全面开展了人间布病监测工作，对受布病威胁的重点人群进行血清学调查，经虎红卡片检查

2539 人，结果均为阴性（见附表）。

二、人间布病达标审评

根据《广东省人间布鲁氏菌病达标审评方案》的要求，省卫生厅组织省卫生防疫站、省流行病防治研究所、肇庆市卫生防疫站、云浮市卫生防疫站、惠州市卫生防疫站等单位有关领导和专业人员，于2001 年 3 月 14—16 日对梅州市人间布病稳定控制情况进行达标审评，对其达标审评的书面申报资料进行了详细审查、复核。

根据卫生部、农业部《关于颁布〈布鲁氏菌病诊断方法、疫区判定和控制区考核标准〉的通知》《关于修改补充〈布鲁氏菌病的诊断方法、疫区判定和控制区考核标准〉的通知》，以及《关于印发广东省布鲁氏菌病达标考核方案的通知》等文件精神及现场审评结果，省审评验收组认为：

1. 梅州市各级政府对布病防治工作十分重视，将其纳入政府工作议事日程，从人力、物力和财力上给予支持，保证了布病防治监测工作的顺利进行。

2. 梅州市各级卫生与畜牧部门密切配合，制订监测防治方案，认真做好布病防治工作，按质按量完成监测防治任务。

3. 通过墙报、广播等多种途径，宣传普及布病防治知识，提高了广大群众对布病的认识水平，增强了自我保护意识，有利于巩固稳定控制布病的成果。

4. 梅州市畜牧部门认真落实畜间布病综合防治措施。1990 年经省畜牧部门考核验收达到畜间布病稳定控制标准。

5. 通过多年监测调查，基本掌握全市人间布病流行状况。

6. 梅州市人间布病监测防治资料完整，并能及时整理归档，妥善保管。

7. 经十多年防治，1990—2000 年梅州市在疫区全面开展了人间布病监测工作，对受布病威胁的重点人群进行血清学调查，经虎红卡片检查 2593 人，结果均为阴性，符合部颁标准及省的有关要求。

省审评组考核结论：梅州市已达到卫生部颁布的人间布病稳定控

制标准。

三、今后布病防治工作建议

布病是人畜共患病，人间布病的预防控制很大程度取决于畜间布病预防控制情况，有畜间疫情，就有可能波及人间。此外，近年牲畜（猪、牛、羊）交易、流动增加，布病疫情随时有可能经感染牲畜传入，如监测控制不力，疫情亦可造成蔓延。因此，人间布病达到稳定控制标准后，仍要继续开展畜间、人间布病监测，巩固已取得的成绩。

广东省人间布病达标审评组

2001 年 3 月 16 日

● **清远市稳定控制人间布病达标审评报告**

布鲁氏菌病（以下简称布病）是一种人畜共患病，传染性强，对人畜危害严重。清远市所辖清新、英德、佛冈、阳山、连州、连南和连山等七市（县），为布病三类疫区。经过十多年的努力，布病防治工作取得了较好成绩。各级卫生防疫部门按《广东省布鲁氏菌病达标考核方案》的要求，于 1984 年起开展了人间布病监测工作，已于1992 年通过了省地病办的验收，认为该市的布病工作已取得了较好的成绩。

根据《广东省人间布鲁氏菌病达标审评方案》要求，清远市卫生局对本市人间布病控制情况进行初审，认为已达到稳定控制标准，于1999 年 9 月向省卫生厅申请稳定控制人间布病达标审评。

一、布病流行、防治及监测情况

（一）流行及防治情况

清远市位于广东省中北部，总人口 368.8 万人，其中少数民族 13万人。

1984—1986 年在清新、英德、佛冈、阳山、连州、连南和连山等七市（县）开展人间布病摸底调查，从兽医、屠宰工、饲养员、肉类加工员、挤奶工等受布病威胁人群中，查 3567 份血清，阳性 10 份，平均阳性率为 0.28%。

（二）近年人间布病监测情况

为落实全省地方病防制规划，进一步控制布病疫情，在各级政府领导的重视支持下，1991 年起清远市在疫区全面开展了人间布病监测工作，对受布病威胁的重点人群进行血清学调查，经虎红卡片检查2933 人，结果均为阴性（见附表）。

二、人间布病达标审评

根据《广东省人间布鲁氏菌病达标审评方案》的要求，省卫生厅组织省卫生防疫站、省流行病防治研究所、肇庆市卫生防疫站、云浮市卫生防疫站、惠州市卫生防疫站等单位有关领导和专业人员，于2001 年 3 月 14—16 日对清远市人间布病稳定控制情况进行达标审评，对其达标审评的书面申报资料进行了详细审查、复核。

根据卫生部、农业部《关于颁布〈布鲁氏菌病诊断方法、疫区判定和控制区考核标准〉的通知》《关于修改补充〈布鲁氏菌病的诊断方法、疫区判定和控制区考核标准〉的通知》，以及《关于印发广东省布鲁氏菌病达标考核方案的通知》等文件精神及现场审评结果，省审评验收组认为：

1. 清远市各级政府对布病防治工作十分重视，将其纳入政府工作议事日程，从人力、物力和财力上给予支持，保证了布病防治监测工作的顺利进行。

2. 清远市各级卫生与畜牧部门密切配合，制订监测防治方案，认真做好布病防治工作，按质按量完成监测防治任务。

3. 通过墙报、广播等多种途径，宣传普及布病防治知识，提高了广大群众对布病的认识水平，增强了自我保护意识，有利于巩固稳定控制布病的成果。

4. 清远市畜牧部门认真落实畜间布病综合防治措施。1992 年经省畜牧部门考核验收达到畜间布病稳定控制标准。

5. 通过多年监测调查，基本掌握全市人间布病流行状况。

6. 清远市人间布病监测防治资料完整，并能及时整理归档，妥善保管。

7. 经十多年防治，1991—1993 年清远市在疫区全面开展了人间布病监测工作，对受布病威胁的重点人群进行血清学调查，经虎红卡片检查 2933 人，结果均为阴性，符合部颁标准及省的有关要求。

省审评组考核结论：清远市已达到卫生部颁布的人间布病稳定控制标准。

三、今后布病防治工作建议

布病是人畜共患病，人间布病的预防控制很大程度取决于畜间布病预防控制情况，有畜间疫情，就有可能波及人间。此外，近年牲畜（猪、牛、羊）交易、流动增加，布病疫情随时有可能经感染牲畜传入，如监测控制不力，疫情亦可造成蔓延。因此，人间布病达到稳定控制标准后，仍要继续开展畜间、人间布病监测，巩固已取得的成绩。

广东省人间布病达标审评组

2001 年 3 月 16 日

• 河源市稳定控制人间布病达标审评报告

布鲁氏菌病（以下简称布病）是一种人畜共患病，传染性强，对人畜危害严重。河源市所辖城区、东源、连平、和平、龙川、紫金等县（区），其中龙川县为布病三类疫区。经过多年的努力，布病防治工作取得了较好成绩。各级卫生防疫部门于 1984 年起开展了人间布病监测工作，已于 1992 年通过了省地病办的验收，认为该市的布病工作已取得了较好的成绩。根据《广东省人间布鲁氏菌病达标审评方案》要求，河源市卫生局对本市人间布病控制情况进行初审，认为已达到稳定控制标准，于 1999 年 9 月向省卫生厅申请市级稳定控制人间布病达标审评。

一、布病流行、防治及监测情况

（一）流行、防治及监测情况

河源市位于广东省东北部，总人口 311.5 万人。

1984—1986 年在东源（含城区）、连平、和平、龙川、紫金等五县（区）开展人间布病摸底调查，从兽医、屠宰工、饲养员、肉类加工员、挤奶工等受布病威胁人群中，查 2468 份血清，结果全为阴性。

（二）近年人间布病情况

为落实全省地方病防制规划，进一步控制布病疫情，在各级政府领导的重视支持下，1991 年起河源市在全市开展了人间布病监测工作，对受布病威胁的重点人群进行血清学调查，经虎红卡片检查 936 人，结果均为阴性（见附表）。

二、人间布病达标审评

根据《广东省人间布鲁氏菌病达标审评方案》的要求，省卫生厅组织省卫生防疫站、省流行病防治研究所、肇庆市卫生防疫站、云浮市卫生防疫站、惠州市卫生防疫站等单位有关领导和专业人员，于 2001 年 3 月 14—16 日对河源市人间布病稳定控制情况进行达标审评，对其达标审评的书面申报资料进行了详细审查、复核。

根据卫生部、农业部《关于颁布〈布鲁氏菌病诊断方法、疫区判定和控制区考核标准〉的通知》《关于修改补充〈布鲁氏菌病的诊断方法、疫区判定和控制区考核标准〉的通知》，以及《关于印发广东省布鲁氏菌病达标考核方案的通知》等文件精神及现场审评结果，省审评验收组认为：

1. 河源市各级政府对布病防治工作十分重视，将其纳入政府工作议事日程，从人力、物力和财力上给予支持，保证了布病防治监测工作的顺利进行。

2. 河源市各级卫生与畜牧部门密切配合，制订监测防治方案，认真做好布病防治工作，按质按量完成监测防治任务。

3. 通过墙报、广播等多种途径，宣传普及布病防治知识，提高了广大群众对布病的认识水平，增强了自我保护意识，有利于巩固稳定控制布病的成果。

4. 河源市畜牧部门认真落实畜间布病综合防治措施。1992 年经省畜牧部门考核验收达到畜间布病稳定控制标准。

5. 通过多年监测调查，基本掌握全市人间布病流行状况。

6. 河源市人间布病监测防治资料完整，并能及时整理归档，

7. 经十多年防治，1991 年河源市在疫区全面开展了人间布病监测工作，对受布病威胁的重点人群进行血清学调查，经虎红卡片检查 936 人，结果均为阴性，符合部颁标准及省的有关要求。

省审评组考核结论：河源市已达到卫生部门颁布的人间布病稳定控制标准。

三、今后布病防治工作建议

布病是人畜共患病，人间布病的预防控制很大程度取决于畜间布病预防控制情况，有畜间疫情，就有可能波及人间。此外，近年牲畜（猪、牛、羊）交易、流动增加，布病疫情随时有可能经感染牲畜传入，如监测控制不力，疫情亦可造成蔓延。因此，人间布病达到稳定控制标准后，仍要继续开展畜间、人间布病监测，巩固已取得的成绩。

广东省人间布病达标审评组
2001 年 3 月 16 日

第八章　附录

一、大事记

1987 年 6 月 25—26 日，广东省地方病防治领导小组办公室在广州召开广东省布氏菌病防治工作研讨会。

1988 年 5 月 10—12 日，广东省畜牧局在开平县召开畜间布鲁氏菌病现场会议。

1991 年 6 月，在东莞召开全国布病工作会议。

二、布鲁氏菌病防控相关文件

1980 年，卫生部、农业部联合颁发《防治布氏杆菌病暂行办法》

防治布鲁氏菌病暂行办法

第一章　总　则

第一条　为预防和消灭布鲁氏菌病（以下简称布病），提高人民健康水平，促进畜牧业发展，特制订本办法。

第二条　卫生、农业（畜牧）、商业、外贸、供销、铁路和交通等部门应当把防治布病作为共同任务，统一规划，分工协作，认真做好。

第三条　防治布病要发动群众，贯彻预防为主的方针，认真落实以畜间免疫为主的综合措施，控制和消灭布病。

第二章 疫情报告及其处理

第四条 卫生、农业（畜牧）部门要掌握本地区的人畜间疫情，坚持疫情报告制度。

第五条 卫生、农业（畜牧）部门对人畜疫情要及时采取有效措施，认真处理，防止蔓延。

第三章 传染源管理

第六条 病畜是人畜布病的主要传染源。农业（畜牧）部门应将畜间免疫作为一项重要工作。认真组织社、队力量，因地制宜，保质保量按时完成疫区羊、牛等牲畜的免疫工作。免疫后发给证明。

第七条 农业（畜牧）部门要积极开展牲畜检疫工作，对种公畜、奶牛和奶羊要坚持定期检疫，并发检疫证。检出的阳性畜要设专人隔离放牧、饲养或由商业部门统一收购处理。阳性种公畜必须淘汰。严禁私自买卖和转移病畜。

第八条 牲畜的收购、调运、输入、屠宰要按有关规定进行检疫。已免疫的牲畜须有免疫证明。疫区牲畜迁移放牧要有农业部门出具的免疫或检疫证明。进口牲畜必须进行检疫。凡布病检疫阳性的牲畜要按病畜处理。

第九条 生产队集体畜群要在村外饲养。社员自留畜一定要圈养，做到人畜分居。社员个人不得饲养病畜。工商行政管理部门要加强牲畜交易市场的管理，疫区自留畜及其产品进入集市市场必须有检疫或免疫证明。凡疫区牲畜迁移放牧和进入交易市场无证明者，当地农业（畜牧）部门应给予检疫或免疫并加倍收费。

第四章 防护和治疗

第十条 卫生部门要组织好重点人群的免疫工作。凡是在疫区从事放牧、配种、饲养等密切接触病畜的人员，屠宰病畜、病畜产品加工人员和从事布病防治、科研人员，都要有计划地进行免疫。

第十一条 外贸、供销、轻工和纺织部门对从疫区收购的生皮、毛类等畜产品，在加工前，要积极创造条件，逐步做到消毒处理。饲养、运输单位对牲畜停留的圈舍、场地、装运的交通工具、产羔场地等都要进行消毒。商业部门对病肉必须经过高温处理，鲜牛、羊乳必须严格消毒后才可以出售。

第十二条　要广泛宣传、普及布病防治知识。饲养、生产单位和个人应负责管理好牲畜、粪便及水源，严格按卫生要求处理流产物，做好环境卫生和个人卫生。

第十三条　凡直接从事布病防治、科研检疫、化验和菌苗生产等人员，应发给劳动保护用品，并在工作期间享有保健津贴。有关部门抽调赤脚兽医、赤脚医生参加防治工作时，应给予适当保健和误工补贴。

第十四条　各级医疗和卫生防疫单位都要积极承担布病的诊治任务，对从事人畜布病防治科研人员及重点职业人群都要进行定期检查。发现急性病人要立即给予治疗，同时要有计划地治疗慢性病人。治疗费可根据情况实行"收、减、免"，经费由卫生防疫事业费开支。

第十五条　卫生、畜牧防疫人员要负责检查、监督有关单位落实防治措施，提出改进意见。受检单位应认真研究落实，如因敷衍塞责而造成布病流行或蔓延时，防疫人员应向上级人民政府、主管部门报告，追究其责任。

第五章　科学研究

第十六条　卫生、农业（畜牧）、防疫、医疗、科研单位和有关高等院校等都要积极承担布病科研任务。重点科研课题要列入本地区、本部门计划，有关单位要加强领导，制定规划，认真解决必需的经费、仪器设备，按时完成研究项目。

第六章　菌苗、药品和器械供应

第十七条　人畜免疫菌苗必须经过国家有关部门核准生产使用。生物制品和兽药厂要保质保量按时供应菌苗、诊断用品和治疗用品。医药部门应根据防治、科研工作实际需要，安排好药品和器械的生产和供应。

第七章　奖　惩

第十八条　各级人民政府和有关部门对认真贯彻执行本办法做出显著成绩的单位和个人，应当给予表扬和物质奖励；对违反本办法的单位和个人，应给予批评教育，情节恶劣，后果严重的，要给予纪律处分或依法惩处。

第八章　附　则

第十九条　各省、市、自治区和有关部门，应根据本办法，结合具体情况，制订实施细则。

第二十条　办法自一九八〇年三月一日起施行。

1988 年广东省畜牧局下发《广东省家畜布氏杆菌病防制措施》的通知

各市、县畜牧（农业）局（处、办、公司）：

五月十日至十二日，我局在开平县召开畜间布鲁氏杆菌病现场会议，开平县介绍了防制"布病"的经验，代表们交流了防制"布病"的工作情况经验，并总结我省一九七九年以来的布病防制工作，在此基础上对我局一九八六年提出的《家畜布氏杆菌病防制暂行措施》进行了讨论、修改。现将重新修订的《广东省家畜布氏杆菌病防制措施》印发给你们，请参照执行。

附：广东省家畜布氏杆菌病防制措施

一九八八年七月十四日

广东省家畜布氏杆菌病防制措施

一、检疫及判定

（一）检疫对象：以下家畜每年检疫一次。

1. 国营、集体场、站、所的种畜。

2. 奶牛和奶羊。

3. 农村户私养的种公畜及可疑临床症状的母畜。

4. 认为需要检查的犬。

（二）检疫步骤和方法。

1. 采用虎红抗原卡片凝集法为首次检疫过筛，凡此法检疫阳性者应再用试管凝集或补体结合试验复查。

2. 凡有下列情况者应进行细菌分离。

① 血清学阳性又具有布病临床症状者。

② 以饲养单位统计，阳性率超过5%者，所得菌株送省兽医防疫站作菌型鉴定。

③ 布病实验检查的各种方法和要求，按照卫生部地方病防治局和农业部畜牧局主编的《布氏菌病防治手册》规定进行。

（三）病畜、阳性畜群和疫区县。

凡检疫步骤二项中，有一项出现阳性的家畜判为病畜。出现一头病畜的畜群均为阳性畜群，有阳性畜群的县为布病疫区县。

二、阳性畜群的处理

（一）阳性奶牛、奶羊应予扑杀，阳性种公猪进行扑杀或阉割处理，阳性母猪逐步淘汰。

（二）凡阳性畜的同群畜（农村以公猪活动范围或自然村划分）每年服用布病猪种Ⅱ号菌苗免疫一次，并结合检疫淘汰，推广人工授精直至转为全群阴性后，再服苗1～2年。

三、"稳定控制县（区）"的验收与监测

各布病阳性县应坚持实施综合防疫措施，争取成为"稳定控制县"。

（一）凡符合下列条件者可申请验收：

1. 以县为单位应检畜血清学检验结果，全部连续三年为阴性。

2. 三年中有一年出现个别母畜检疫结果为阳性，但没有临床症状，又能及时扑杀或刮割，同群畜进行了服苗免疫。

3. 三年中县内个别畜群经多次服苗，又无临床症状，仅个别出现血清学检验阳性的母畜并已淘汰。

4. 虽有疑似布氏菌病临床症状的病畜，血清学检查阴性，又检不出布氏菌。

（二）验收办法：

由县报市组织验收，市报省组织验收，要求验收县（市）提供下列资料：

1. 检验记录；2. 虎红抗原凝集试验卡片；3. 被检家畜的总数，已检总数；4. 该菌检家畜头数及检验结果阴性报告书，市验收时要求抽查3~4个乡（镇）场、站、所、检50%种公畜。抽检母畜1%~5%。省验收，根据具体情况决定抽查范围，验收合格后，可以宣布该县（市）为某年布病稳定控制县。并由省发给奖状和证书。

（三）稳定控制县要做好巩固和监测工作，符合验收"一项"标准的县，每年监测仅抽应检查10%进行检验，符合验收"三项"标准的县，则要求抽检应检畜20%，监测结果发现病畜时，则为布氏菌病疫区县，但对从外地新购入种畜和乳用畜，到性成熟用于配种使用前，要进行检疫，经过二次检疫，每次相隔30天均为阴性时，才能作为阴性健康种畜。

乳牛、乳羊仍应按照有关规定，每年定期检疫一次。

一九八八年七月十四日

卫生部、农业部下发《布鲁氏菌病诊断方法、疫区判定和控制区考核标准》

一、诊断方法和标准

（一）人间布病诊断方法和判定标准。

1. 人的布病诊断是综合性的，主要依据：

（1）流行病学接触史：密切接触家畜、野生动物（包括观赏动物）、畜产品、布鲁氏菌培养物等或生活在疫区内的居民。

（2）临床症状和体征应排除其他疑似疾病。

（3）实验检查：病原分离、试管凝集试验、补体结合试验、抗人球蛋白试验。（虎红平板凝集试验，皮内变态反应试验仅供初诊用）。

凡具备（1）、（2）项和第（3）项中的任何一项检查阳性即可确定为布病病人。对已确诊的慢性布病病人和接种过菌苗的人，应以临床症状为主要依据，血清学试验效价高低、皮内变态反应强弱仅供参考。

2. 实验检查阳性判定标准：

（1）病源分离：检出布鲁氏菌。

（2）试管凝集试验：1∶100（＋＋）及以上，即 100 国际单位/毫升及以上。

（3）补体结合试验：1∶10（＋＋）及以上。

（4）抗人球蛋白试验：1∶400（＋＋）及以上。

（5）虎红平板凝集试验：血清 0.03 毫升，检查出现可见凝集。

（6）皮内变态反应：皮试后 24、48 小时分别观察一次，皮肤红肿浸润范围有一次在 2.5×2.5 厘米及以上（或 6.25 平方厘米及以上）。

（二）畜间布病检验方法和判定标准。

1. 家畜布病的诊断是综合性的，主要依据：

（1）流行病史。

（2）临床症状。

（3）实验检查：

A. 病源分离。

B. 血清学及其他试验。

a. 初筛试验：

虎红平板凝集试验、平板凝集试验、全乳环状试验（牛）、皮内变态反应（羊），任选一种或多种进行初筛。

b. 正式试验：

试管凝集试验、补体结合试验，任选一种或两种进行试验。

种畜和奶牛及其他价值较高的动物，应以分菌、补体结合试验为主要检验方法。

2. 实验检查阳性判定标准：

（1）病源分离：检出布鲁氏菌。

（2）虎红平板凝集试验（羊、牛、猪）：血清0.03毫升，检查出现可见凝集。

（3）平板凝集试验：

牛、鹿：血清0.02毫升（＋＋）及以上。

羊、猪、犬：血清0.04毫升（＋＋）及以上。

（4）全乳环状试验：乳1毫升，检查乳环颜色呈现（＋）及以上。

（5）试管凝集试验：

牛、鹿：1∶100（＋＋）及以上，即100国际单位/毫升及以上。

羊、猪：1∶50（＋＋）及以上，即50国际单位/毫升及以上。

犬：常规抗源1∶50（＋＋）及以上。

粗糙抗源1∶100（＋＋）及以上。

（6）补体结合试验（牛、羊、猪）：1∶10（＋＋＋）及以上。

（7）皮内变态反应：皮试后，24、48小时分别观察，注射部位有一次出现明显的红肿。

3. 判定病畜标准：

（1）分离出布鲁氏菌。

（2）血清学正式试验中试管凝集试验阳性或补体结合试验阳性。

（3）初筛试验中，一项或多项出现阳性反应，并有流行病学史和临床症状者。

一般牲畜具备上述一项者即判定为病畜。种畜、奶牛等价值较高的家畜需补反阳性和细菌分离阳性才能定为病畜。

人、畜间布病实验检查的各种方法和要求，按照卫生部地方病防治局和农业部畜牧局主编的《布鲁氏菌病防治手册》和有关其他规定进行。

二、布病疫区县（市、旗、区）判定标准

（一）在本县（市、旗、区）范围，3年内任何1年有感染发病的布病病人。但应排除从外地感染。

（二）检出布鲁氏菌。

（三）本县（市、旗、区）境内牲畜，在调查年度内按畜种构成比例抽检（以种畜和扩繁畜为主）。牧区抽查1000头（只）以上；农区、半农半牧区抽查500头（只）以上。个别地广人稀交通不便的边远地区应抽查3个乡的9个行政村80%的牛、羊和适量的猪，根据家畜布病检验方法和判定标准发现病畜。

具备上述任何1项者均为布病疫区县（市、旗、区）。

已达到控制标准的疫区县（市、旗、区）尚须巩固，故仍视为疫区。

三、控制区考核标准

（一）控制县（市、旗、区）。

1. 人间感染和发病：全县（市、旗、区）无新发病人和用血清学方法抽检受布病威胁者200人以上，阳性率在1%以下。

2. 畜间感染：未接种菌苗的牲畜或接种菌苗18个月后的育龄畜，牧区抽检3000份血清以上，农区、半农半牧区抽检1000份血清以上。

试管凝集试验阳性率：以县（市、旗、区）为单位，羊、鹿在饲养量的0.5%以下，牛在1%以下，猪在2%以下；以乡（镇、场）为单位，羊、鹿在1%以下，猪、牛在2%以下。

补体结合试验：以县（市、旗、区）为单位，各种动物阳性率均在0.5%以下；以乡（镇、场）为单位，各种动物阳性率均在1%以下。

3. 以县（市、旗、区）为单位，抽检羊、牛、猪流产物材料共200份以上。如流产物数量不足时，补检正常产胎盘、乳汁、阴道分泌物或屠宰畜脾脏，检不出布鲁氏菌。

4. 布病人的现患50%以上获得治疗。

5. 检出的阳性畜已淘汰或隔离。

连续2年以上具备上述1、2、3项，并达到第4项、第5项要求者，为控制县（市、旗、区）。

（二）稳定控制县（市、旗、区）。

按照控制县（市、旗、区）要求的人、畜检查方法和数量进行。

1. 人间：连续3年无新患病人，人间布病现患全部获得治疗。

2. 畜间：连续3年以上应用血清学方法检查，每年阳性率羊、猪在十万分之一以下，牛、鹿在万分之一以下和检不出布鲁氏菌。

畜间（羊、牛、猪、鹿）阳性畜已经全部淘汰。

具备上述1、2项者，为稳定控制县（市、旗、区）。

四、考核县（市、旗、区）应具备的条件

（一）领导重视，能够深入病区调查研究，及时解决布病防治工作中存在的问题，推广先进经验。畜牧、卫生等有关部门密切配合，主动做好布病防治工作。《防治布氏杆菌病暂行办法》得到了贯彻和落实。

（二）普及了布病防治知识，群众能够自觉参与布病防治。

（三）人、畜布病疫情清楚。

（四）因地制宜地认真落实了畜间检疫，淘汰病畜，免疫为主的综合性防治措施（包括现患治疗）。牲畜输入输出检疫制度健全和组织工作落实。

（五）全县（市、旗、区）经过自己初步考核已达到控制县（市、旗、区）或稳定控制县（市、旗、区）标准。

五、考核方法

（一）疫区县（市、旗、区）达标时，由所在地区（州、盟、市）卫生、畜牧行政部门负责组织联合考核，达标后报本省、自治区、直辖市卫生、农业厅（局）备案。全省、自治区、直辖市各疫区县均报告达到控制或稳定控制区标准时，由本省、自治区、直辖市卫生、畜牧行政部门负责组织联合考核，省政府确认达标后，报农业、卫生部备案，必要时两个部可复核或抽查。

（二）考核县（市、旗、区）按照控制县要求的方法和数量，分别在布病疫情重的3个乡（场）内考核。根据疫区的菌种类别，对起主要传染源作用的家畜检查农区、半农半牧区须占应检数的60%。牧区牲畜数较多，可按应检数30%抽检，其余40%和70%的家畜按感染种类构成比例抽检。人间，每乡血清学应抽查100人。

（三）经考核达到控制或稳定控制标准的县（市、旗、区）应继续做好巩固工作。

1988 年 10 月 25 日

1990 年农业部、卫生部关于下发《1990—1995 年全国布鲁氏菌病防治（制）规划纲要》的通知

为加强全国布鲁氏菌病（以下简称布病）防治（制，下同）宏观管理，推进布病防治工作全面发展，积极预防、控制布病，根据地方病防治和兽医工作的总体要求，制订本规划纲要。

一、现状：

建国后，特别是党的十一届三中全会以来，我国布病防治工作取得了很大成绩。目前，全国大部分疫区疫情平稳，全国按原标准判定的疫区1103 个县（市、旗），已有729 个疫区县达到控制标准，占疫区县总数66%。吉林、甘肃、宁夏、陕西等四省区全省达到控制标准。但是，我国布病疫区广泛，30 个省、市、区都有不同程度的发生的流行，疫区人口3 亿多人，防治任务十分艰巨。近年来，部分地区防治措施不够落实，人畜布病有局部暴发流行。迄今仍有374 个县尚未达到控制标准。而且，随着改革开放，畜牧业迅速发展，人口流动及牲畜交易频繁，使布病防治出现新的情况和问题，如果不采取有效措施，积极开展防治工作，随时可能发生新的布病暴发流行，危害人民健康和畜牧业生产发展。

二、总体目标

提高布病防治效果，降低人畜间感染率和发病率，努力控制布病的发生和流行。

第一阶段（1990）：在巩固现有防治成果的基础上，全国按新标

准规定，再有三个省（市、区）达到控制标准；35 个疫区县达到标准；27 个县到达到稳定控制标准。

第二阶段（1991—1995）：再有二个省达到控制标准；144 个疫区县达到控制标准；332 个疫区县达到稳定控制标准。

三、具体目标

达到控制标准的吉林、甘肃、陕西、宁夏要继续巩固发展成果，提高防治质量，力争 1990 年有 10%、1995 年有 60% 的疫区县达到稳定控制标准。

北京、上海、天津 1990 年全市达到控制标准，1995 年 50% 疫区县达到稳定控制标准。

山东、辽宁 1990 年 90% 以上疫区县达到控制标准，1995 年全省达到控制标准，40% 疫区县达到稳定控制标准。

黑龙江、河北、山西、广西 1990 年 75%、1995 年 90% 以上疫区达到控制标准，其中 20% 以上疫区县达到稳定控制标准。

河南、内蒙古、新疆 1990 年 50%、1995 年 75% 以上疫区县达到控制标准，其中 15% 以上疫区县达到稳定控制标准。

四川、青海、西藏 1990 年 20%～30% 疫区县达到控制标准，1995 年 50% 以上的疫区县达到控制标准。10% 以上的疫区县达到稳定控制标准。

湖北、湖南、浙江、福建、江苏 1990 年全省查清疫情，1995 年全省达到控制标准。

其他尚未查清疫情的省、区，1990 年基本查清重点地区疫情，1992 年全省查清疫情，并力争 20% 的疫区县达到控制标准，1995 年 60% 疫区县达到控制标准。

四、措施

（一）技术措施。

1. 贯彻预防为主的方针，落实以畜间免疫、检疫、淘汰病畜为主的综合防治措施。流行区以畜间免疫为主，有计划地对家畜全部免疫；控制区以检疫淘汰为主，幼畜免疫密度应达 90% 以上；稳定控制区加强疫情监测，连续两年每年抽检5%家畜，阳性畜在0.1%以下可以停免。

2. 人间布病重点抓监测和病人治疗，做到早发现、早治疗、早处理疫区。同时，加强职业人群的劳动保护，并有计划治疗慢性病人，不断提高治愈率，使经治病人占现有病人90%以上。

3. 加速布病科学技术发展。充分发挥各级防治、科研、教学单位的积极性，建立科研协作，加强应用技术和必要的基础研究，重点开展：（1）布病免疫、检疫和监测方法的研究；（2）布氏菌分类和非典型菌株鉴定、分型及其意义的研究；（3）非典型布氏菌诊断、慢情病人治疗的研究；（4）牛、鹿、猪、犬等家畜布病流行病学及其防治的研究。

4. 建立健全布病监测系统。

（1）积极开展布病监测工作，建立完善监测制度，实行质量控制，掌握本地人畜间布病疫情动态，健全地方各级监测点，逐步形成完整的情报信息系统。

（2）建立15个全国性布病监测点（名单附后），按照全国监测方案，全国、系统地开展监测，为分析全国疫情动态、制定防治对策及措施提供依据。

（二）组织措施。

1. 各级政府应把布病防治工作作为一项长期的任务，纳入议事日程，切实加强领导，由各省地方病领导小组办公室协调各部门和社会力量，实行防治结合，加强目标和法制管理，落实长短期防治规划，坚持改革，处理好经济效益和预防疾病的关系，合理安排防治经费和有关物资。

2. 认真学习、宣传、贯彻实施《传染病防治法》《家畜家禽防疫条例》，进一步完善布病防治有关规定，把布病防治工作纳入法制管理轨道。并严格遵照卫生部、农业部（88）21号文件规定的控制标准、诊断和治疗效果判定标准，进行考核验收，全面过标的省（市、区）由农业部、卫生部给予表彰。

3. 加强部门协作，搞好综合治理。布防工作涉及农业、卫生、商业、外贸、轻工、工商管理、铁路、交通等部门，应根据（1988）国办发第49号文件规定的国务院各部委地方病防治工作职责，各司其职，密切合作。同时，根据需要开展区域性联防。

4. 加强机构和队伍建设，各省、地、县要加强从事布病防治机构的建设，健全专业队伍，增添必要的仪器设备，完善各项制度，举办各种类型学习班，提高业务人员素质。发挥全国专业机构的作用。指导全国布病防治工作开展。并把布病防治纳入初级卫生保健网，使基层布病防治任务得到落实。

5. 加强宣传教育，普及布病防治知识，特别要加强对屠宰、毛纺、制革、奶制品、畜牧业等从业人员的宣传教育，大力开展群防群治工作，并积极扩大对外宣传和技术交流，加强同国际和有关国家的联系与合作。

（三）布病防治经费，继续采取中央、地方分级负担，以地方为主的原则；各省、市、区要把布病防治列入规划，合理安排布防经费；集体、个人也要合理负担一部分；各级畜牧、卫生部门要实行各种责任制，开展有偿服务，增加经费来源。同时，要合理、节俭使用经费，充分提高社会效益和经济效益。

全国布病监测点设置计划

经与有关省、自治区协商，现选定全国布病监测点15个。该监测点在省、自治区卫生、畜牧部门领导下开展工作。各地应加强对监测点实验室和仪器的配置，安排有经验的布防专业人员，按全国监测方案，统一工作计划，明确监测任务。全国鼠布防治基地、农业部兽药监察所对监测点工作进行技术指导。各监测点应将半年监测和年终疫情分析汇总结果报本省市区，同时抄卫生部地病司、农业部畜牧兽医司、全国鼠布防治基地、农业部兽药监察所各一份。全国布病监测点安排如下：

黑龙江省齐齐哈尔市　　　吉林省白城地区

新疆维吾尔自治区乌苏县　宁夏回族自治区中卫县

西藏自治区拉萨市　　　　广西壮族自治区柳州市

广东省东莞市　　　　　　山东省济南市

河北省石家庄地区　　　　河南省新乡地区

甘肃省酒泉地区　　　　　四川省阿坝藏族羌族自治州

江苏省南通地区　　　　　内蒙古自治区赤峰市、锡林郭勒盟

1990 年广东省人民政府地方病防治领导小组办公室下发《关于组织布氏菌病稳定控制达标考核验收的通知》

惠州、梅州市地病办：

　　根据近年来惠州、梅州市各县布氏菌病防制情况，畜间和人间基本达到控制布病标准，按卫生部、农业部（88）卫地字第 21 号《关于颁布〈布鲁氏菌病诊断方法，疫区制定和控制区考核标准〉的通知》要求，经省有关部门研究，拟订惠州、梅州市的博罗、惠阳、惠东、龙门、梅县、蕉岭、兴宁、平远、大埔、丰顺、五华 11 个县在今年底前进行布病稳定控制考核验收。验收办法如下：

　　一、验收内容：

　　1. 卫生部门：每考核县由县卫生部门自行组织抽检受布病威胁的兽医、屠宰工、饲养员及与牲畜密切接触的重点人群 200 人，进行布病虎红卡片筛选，对检出阳性或可疑者将血清和个案调查表上送省卫生防疫站流研所复查。

　　2. 畜牧部门：具体验收方案由省验收部门制定下发。

　　二、验收时间：要求在 12 月 15 日前完成验收并由市将资料汇总上报省卫生防疫站流研所。12 月底我办将召开市、县地办负责人会议总结评议。各考核县定出具体考核时间后，通知省卫生防疫站。必要时省卫生防疫站派员到现场协助开展工作。

　　三、经费安排：补助各考核验收市、县卫生防疫站 500 元，布病

虎红卡片和布氏菌抗原由省卫生防疫站统一购置下发。畜牧部门经费由省畜牧局安排。

省政府地方病防治办公室

一九九〇年十一月一日

抄送：省卫生防疫站、惠州、梅州市卫生防疫站、畜牧局、惠州、梅州市各县地病办、卫生防疫站

广东省 1991—1995 年畜间布病防制规划

根据农业部、卫生部（1990）农（牧）字第 2 号文件下发的《1990—1995 年全国布病防治（制）规划纲要》要求，结合广东畜间布病疫情和防制工作的目标，拟定如下规划。

一、现状

1990 年末全省存栏牛 476.5 万头，其中能繁母牛 201.5 万头。奶牛 29454 头，山羊 14.2 万头，其中种羊 64598 头。猪 2058 万头，其中公母猪占 7.5% 左右，约 150 万头。

党的十一届三中全会以来，我省各级畜牧部门连续 12 年坚持不懈抓了检疫扑杀病畜为主和重点畜群实施免疫的措施，畜间布病防制工作取得了显著的成绩。1990 年全省各市、县（区）血清检查家畜（主要是种用猪、牛、羊和奶牛）73614 头，查出阳性畜 431 头，占 0.58%。其中：检猪 53205 头，阳性 431 头，占 0.81%，检牛 20072 头、羊 337 头全部阴性。当年分离出布氏病 42 株全为猪种Ⅲ型。

广东畜间布病的传染源主要是猪，尤其是公、母猪通过配种传染。以散发为主，也常出现局部（猪场或乡镇）暴发流行。

在全省有牧业生产的 108 个县（区）和 3 个不设区、县的市中检出有阳性猪的 52 个，未检出阳性猪的 86 个。这 25 个疫县（市、区）分属于 11 个市，阳性率较高的依此有潮州市（4/110）、广州市

（312/10033）、阳江市（35/1536）。韶关市现属的 8 县 3 区，历史属非疫区，经连年监测均未发现阳性畜；梅州、惠州市于 1990 年经省考核验收达到控制标准；河源及清远市属所有县（区）连续 2 年以上内有检出阳性畜。此外，其他各市的大部分县（区属）也未检出阳性畜。

二、目标

（一）总体目标：

在现有的基础上再接再厉，努力控制猪布病新的暴发流行，严防牛种、羊种布鲁氏菌病的入侵；继续采取行之有效的措施，积极拔除现有布病疫点，到 1995 年全省要达到控制标准，其中半数县（区）达到稳定控制标准。

（二）具体目标：

1. 原属非疫区的韶关市属各县（区），每年继续做好监测工作，保持清净。

2. 已达控制标准的梅州市和惠州市所属各县（区），继续做好巩固工作，争取达到稳定控制标准。

3. 抓紧达标（按控制标准）市、县（区）的考核验收。

1991 年省组织考核验收河源市和清远市。

1992 年考核验收肇庆、中山、珠海、汕尾市。

未列入 1991 年考核验收的市，要抓紧工作，突破难点，力争在 1993 年，最迟在 1994 年达到控制标准，向省申请考核验收。

三、措施

（一）技术措施：继续贯彻预防为主方针，认真贯彻执行《广东省家畜布鲁氏菌病防制措施》，落实种畜、奶畜有关检疫的各项规定（制度），及时淘汰阳性畜，进行服苗免疫等综合防制措施。

1. 流行疫点：除及时扑杀阳性畜外，有计划地对阴性种畜进行口服疫苗免疫，其中阴性公猪要定期按质按量 100% 服苗免疫。凡面向社会经营配种的公猪应定期进行检疫，布病及规定的其他检验项目均合格者发给种公畜配种许可证，凭证配种。

2. 经考核验收达控制标准的市、县（区）：

（1）每年对种畜、奶畜进行抽检一次，抽检数量为种公畜、良种母畜和奶畜总数的20%。对新购进的种畜、奶畜必须进行隔离检疫合格后才能作种用投入生产，阳性畜应予扑杀并同时查清种源单位上报市、省畜牧局，以便追踪拔除疫点。

（2）与未达标毗邻乡镇的种公畜、良种母畜和奶畜抽检50%。新购进种畜、奶畜要求与2（1）点相同。

3．非疫区和稳定控制区：

（1）每年对种公畜、良种母畜和奶畜抽检10%进行监测。

（2）对新购进种畜、奶畜要求与2（1）点相同。

（3）与未达标县毗邻乡镇的种公畜、良种母畜和奶畜最少抽检10%。

4．查验方法和判定标准：按照卫生部、农业部（88）卫地字第21号文颁布的《布鲁氏菌病诊断方法、疫区判定和控制区考核标准》的有关规定执行。为了利于判定结果，虎红抗原卡片统一由省兽医防检站供应。试管抗原使用农业部成都兽药厂产品。

5．为提高布病防制及检验技术水平，省将举办若干期技术培训班，进一步提高各级兽医人员的防制知识、普及新的检验方法。

（二）组织措施：

1．各级政府应把布病防制工作作为一项长期的任务，纳入议事日程，切实加强领导。由各级地方病领导小组办公室协调各部门和社会力量，加强目标和法制管理。同时处理好经济效益和防疫灭病的关系，合理安排查防经费和有关物资。

2．认真学习、宣传实施《传染病防治法》和《家畜家禽防疫条例》，进一步完善布病防制工作有关规定，把布病防制工作纳入法制管理轨道。并严格遵照卫生部、农业部（88）卫地字第21号文件规定的控制标准，诊断方法进行考核验收。县（区）达标的由市进行考核验收；全市达标的由市将总结材料报省申请考核验收。

3．加强部门协作，搞好综合治理。布病防制工作涉及农牧、卫生、商业、外贸、农垦、司法、部队、工商管理、铁路、交通等部门，地方各级也应根据国务院办公厅国发〔1988〕49号文件规定的国务院有关部委地方病防治工作职责，各司其职，密切合作。凡有家畜饲养和畜产品加工、经营的部门，要切实加强兽医卫生管理，主动做好防制布病工作。

4. 加强队伍建设。各市、县（区）要配备从事布病防制专业人员，完善各项制度，举办各种类型学习班，加强宣传教育，提高专业人员和畜牧业从业人员素质，使布病防制任务落实到基层。

（三）布病防制经费。请国家农业部、财政部继续资助，采取中央、省、市、县（区）和乡镇分级负担，以县（区）为主的原则；各市、县（区）要把布病防制列入规划，合理安排防制经费；集体、个人也要合理负担一部分；各级畜牧部门要实行各种责任制，开展有偿服务，增加经费来源，同时也要专款专用，节约和合理使用经费。

一九九一年九月

1992年广东省畜牧局下发
《广东省畜间布鲁氏菌病防制措施》（修订版）

一、牲畜检疫及判定

（一）检疫对象：以下牲畜每年检疫一次。

1. 国营、集体场、站、所以及外商独资、中外合办的饲养场的公、母种畜（猪、牛、羊、鹿）。

2. 我省范围内的全部奶牛和奶羊。

3. 农村户私养的公畜及有可疑临床症状的母畜。

4. 认为需要检查的犬。

（二）检验方法和判定标准：

按照农业部、卫生部（1992）农牧字第43号文修改补充后的《布鲁氏菌病的诊断方法、疫区判定和控制区考核标准》中（二）畜间布鲁氏菌病方法和判定标准进行。

但凡有下列情况者应进行细菌分离：

① 血清学阳性又具有布病临床症状者；

② 以饲养单位统计，阳性率超过5%者。

分离所得菌株送省兽医防疫检疫站作菌型鉴定。

（三）阳性畜群和疫区县（区）判定标准：

本县（区）内牲畜，在调查年度内按检疫对象抽查，应检牲畜超过500头的，抽查数量不少于500头；不足500头的，抽查数量不少于80%。

凡检出一头病畜的畜群判为阳性畜群，有阳性畜群的县（区）为布病疫县（区）。

二、阳性畜及同群畜的处理

（一）阳性奶牛、奶羊应予扑杀，阳性种公猪进行扑杀或阉割处理。畜群中阳性母猪少的应予扑杀；数量较多的，限期逐步淘汰。

（二）凡阳性畜的同群畜（农村以公猪活动范围或自然村划分），每年服用布病猪种Ⅱ号菌苗免疫一次，并结合检疫淘汰，推广人工授精，直至全群转为阴性后，再服苗1~2年。

三、"稳定控制县（区）"的考核

各布病疫区县（区）应坚持实施综合防疫措施，争取成为"稳定控制县（区）"。

（一）凡符合下列条件者可申请考核：

1. 领导重视，能够深入调查研究，及时解决布病防治工作中存在问题，推广先进经验，主动做好布病防治工作，《广东省家畜布氏杆菌病防制措施》得到了贯彻落实。

2. 普及了布病防治知识，群众自觉参与布病防制，布病疫情清楚。

3. 健全、落实牲畜检疫制度。

定期（每年一次）对全部种公畜、奶畜、外种（良种）母畜和本地（杂交）可疑母畜检疫；

对从外地引进的种畜、奶畜，在调进时和性成熟期（配种前）进行检疫。

4. 以县为单位连续三年检人畜，血清学检验结果全部为阴性。

5. 三年中有一年出现个别母畜检验结果为阳性，但没有临床症状，又能及时扑杀或阉割淘汰。同群畜进行了服苗免疫。

6. 三年中县内个别畜群经多次服苗，又无临床症状，仅出现血清学检验阳性的母畜并已淘汰处理。

7. 虽有疑似布病临床症状的病畜，但血清学检查阴性，也检不出布鲁氏菌。

（二）考核验收办法：

先由县报市组织考核验收。各市地病办和畜牧局确认市辖各县（区）人间、畜间布氏病均达到稳定控制标准后，由市地病办填写考核申报表上报省。由省地病办和省畜牧局组织考核。

要求考核验收的县（市）在提出申请报告的同时，提供下列资料：

1. 近三年家畜布病监测结果表；

2. 近三年人间布病监测结果表；

3. 近三年病畜处理情况表；

4. 近三年畜间免疫情况表；

5. 应该菌检家畜头数及检验结果阴性报告书。

考核时对各县（区）的要求：

（1）种畜（包括原有及新引进的公牛、公猪、良种母猪）、奶畜100%进行血检；

（2）以县（区）为单位抽母猪阴道分泌物、公猪精液、原疫区上市猪肉淋巴结、牛羊奶等共200头份进行菌检。

省考核合格后，可以宣布该市（县、区）为某年度布病稳定控制市（县、区），并发给证书。

1996 年农业部印发《1996 至 2000 年
全国马传染性贫血病、布氏杆菌病防制规划》的通知

各省、自治区、直辖市农牧（畜牧、农业）厅（局）：

现将《1996 至 2000 年全国马传染性贫血病、布氏杆菌病防制规划》发给你们，请认真贯彻执行，并结合当地实际情况制定具体实施办法，在执行过程中有何问题，望及时函告。

附件：

1.《1996 至 2000 年全国马传染性贫血病防制规划》；
2.《1996 至 2000 年全国布氏杆菌病防制规划》。

一九九六年二月六日

1996—2000 年全国布鲁氏菌病防制规划

家畜布鲁氏菌病（以下简称布病）是一种人畜共患传染病，该病不仅危害人体健康，也严重影响畜牧业的发展。建国后，党和政府十分重视布病防制工作，并将其列为《中华人民共和国传染病防治法》中的乙类传染病和《家畜家禽防疫条例实施细则》中的二类传染病。为进一步促进全国布病防制工作，逐步缩小疫区范围，全面控制疫情，特制定本规划。

一、指导思想

"九五"期间我国布病防治工作的指导思想是：认真贯彻《家畜家禽防疫条例》及其实施细则和有关配套法规，在巩固"八五"防制成果的基础上，坚持"预防为主"，检疫、免疫、扑杀相结合的综合防制措施，力争全国家畜布病得到稳定控制。

二、基本情况

"八五"期间先后有吉林、甘肃、宁夏、陕西、辽宁、北京、天

津、上海等省、市、区达到了控制标准。至 1995 年底，全国已达到布
病控制区标准的县（市、旗）有 509 个，稳定控制区标准的县（市、
旗）有 403 个，血检阳性率比"七五"期间下降了 4.48 个百分点，
超额完成了"八五"规划的总体目标。

但是，随着市场经济和畜牧业的迅速发展，牲畜交易频繁，给布
病防治带来困难，由于疫源广泛存在，爆发和流行时有发生，严重影
响畜牧业发展和人群健康。因此，今后布病防制任务仍很艰巨。

三、目标

（一）总体目标

为降低布病感染率和发病率，逐步缩小发病范围和控制传染源，
规划指标分两个阶段实行。

第一阶段：1996—1997 年应有 3～4 个省达到控制区标准，其中
20 个县达到控制区标准，46 个县达到稳定控制区标准。

第二阶段：1998—2000 年 11～14 个省（市、区）达到控制区标
准，其中 80 个县达到控制区标准，184 个县达到稳定控制区标准。

（二）具体目标

第一阶段：1996—1997 年，吉林、甘肃、陕西、宁夏、辽宁、北
京、天津、上海八省（市、区）60% 县达到稳定控制区标准。

江苏、浙江、安徽、江西、湖南、湖北、福建、广东、广西、黑
龙江十省（区）80% 的县达到控制区标准，其中 50% 的县达到稳定控
制标准。

海南、云南、贵州、河南、河北、山东、山西、内蒙古八省
（区）70% 的县达到控制区标准，其中 45% 的县达到稳定控制区标准。

第二阶段：1998—2000 年，吉林、甘肃、陕西、宁夏、辽宁、北
京、天津、上海、黑龙江九省（市、区）70% 的县达到稳定控制区
标准。

江苏、浙江、安徽、江西、湖南、湖北、福建、广东、广西九省
（区）90% 的县达到控制区标准，其中 60% 的县达到稳定控制区标准。

海南、云南、贵州、河南、河北、山西、山东、内蒙古八省

（区）80%的县达到控制区标准，其中50%的县达到稳定控制区标准。

四川、西藏、青海、新疆四省（区）70%的县达到控制区标准，其中45%的县达到稳定控制区标准。

四、措施

（一）技术措施

1. 布病防治必须贯彻"预防为主"的方针，采取免疫、检疫、淘汰病畜的综合防制措施。

2. 控制区和稳定控制区，停止注苗，对易感家畜实行定期疫情监测、扑杀病畜的措施；未控制区主要以免疫为主，定期抽检，发现阳性畜全部扑杀。

3. 在疫区内，如果出现布病疫情爆发，疫点内畜群必须全部检疫，阳性畜扑杀，阴性畜及受威胁畜群全部免疫。

4. 奶牛、奶山羊和种畜每年全检，阳性畜扑杀。奶牛、奶山羊和种畜及其新产品必须具有布病检疫合格证方可出售。

（二）科学研究

1. 血清学鉴别诊断和快速诊断的研究。

2. 流行病学调查研究。

3. 非典型布鲁氏菌分离、鉴定和分型的研究。

4. 控制状态下，家畜布病免疫、检疫程序和新疫苗的研究。

（三）监测

1. 健全各省（市、区）疫情监测机构，完善疫情预测预报手段，加强全国布病监测工作。"九五"期间，全国布病监测点由15个增加到30个，达到每省（市、区）1个。

2. 建立家畜布病血清库，各省（市、区）动物防检机构每年从稳定控制区、控制区、疫区，按畜种比例采集家畜血清300份以及分离到的布鲁氏菌菌株，送中国兽药监察所保存。

（四）组织措施

1. 各级农牧部门要把家畜布病的防制工作纳入议事日程，加强领导，实行责任制，对规划落实情况进行监督检查，发现问题及时解决。

2. 认真学习、宣传、贯彻《家畜家禽防疫条例》及其实施细则和有关法律法规，与卫生部门加强合作，普及布病防治知识，特别要加强对职业人群的宣传教育，将家畜布病防制工作纳入法制轨道。

3. 家畜布病防治经费继续采取以地方为主，中央适当补助的原则。各省（市、区）动物防检机构要对布病防治经费进行合理安排，科学使用。

4. "九五"期间，农业部组织全国布病专家组，定期分赴各省（市、区），监督检查规划落实情况和经费使用情况。

5. 凡达到控制标准和稳定控制标准的县（市、旗），各级农牧部门应严格遵照农业部、卫生部［88］21 号文件和［92］43 号补充文件规定的标准，严格考核验收。

全面达标的省（市、区），由农业部组织考核验收。

1997 年广东省卫生厅下发《关于印发广东省人间布鲁氏菌病达标审评方案的通知》

各市卫生局：

现将《广东省人间布鲁氏菌病达标审评方案》印发给你们。今后，我省布鲁氏菌病达标审评申报程序及审评步骤，按此方案执行。

我省布鲁氏菌病的防治工作，在各级政府的重视下，各有关部门的通力合作，经多年的综合防治，取得显著成绩。梅州、惠州、河源、清远共 17 个县（市、区）达到稳定控制标准，其余大部分县、区也已完成监测考核，即将进行达标审评验收。为进一步完善和规范我省布鲁氏菌病达标审评准备工作，现将布鲁氏菌病考核工作总结参考提纲同时印发给你们，希各地申报布鲁氏菌病达标审评时参照执行。

一九九七年六月二十日

主题词：卫生疾病通知

抄送：省、市卫生防疫站

一九九七年六月二十三日印发

广东省人间布鲁氏菌病达标审评方案

一、审评的申请

（一）达到布病控制或稳定控制标准的县（市、区），由当地卫生局向地级市卫生局申报初审。

申报初审需提供以下材料：

1. 布病考核申报表（表1）；

2. 布病考核工作总结；

3. 近三年布病监测结果（表2、表3）。

（二）地级市卫生局接到县（市、区）申报后，应组织力量，对该县（市、区）的考核资料进行认真的核查，初审合格后向省卫生厅申请审评。

申报时需提供以下材料：

1. 初审合格的县（市、区）级申报的所有材料；

2. 审评组的考核意见；

3. 按要求填写的表4、表5、表6。

（三）全市所辖各县（市、区）均达到控制县（市、区）或稳定控制县（市、区）标准后向省卫生厅申请市级达标审评。

申报时需提供以下材料：

1. 市级达标审评的书面申请报告；

2. 全市的布病考核工作总结。

（四）全省各地级市均达到控制或稳定控制标准后向卫生部申请省级达标审评。

二、审评组的组成

1. 初审：由地市级卫生局组织有关人员组成审评组进行初审。

2. 达标验收：由省卫生厅组织有关人员组成审评组进行审评。

三. 审评步骤

1. 初审：由地市审评组对县（市、区）申报材料进行全面审查。重点审查近三年开展布病监测的原始记录（登记表、年度工作总结、虎红卡片等），必要时进行血清学抽检。填写表4、表5、表6。接受审评的县（市、区）应积极协助审评组工作，向审评组全面汇报布病防制的工作情况，提供各种资料。

2. 达标验收：由省审评组对初审合格的申报材料进行全面审查。必要时对申报的单位抽取一定数量的人群进行血清学核查。

四、审评结果确认

1. 审评组对审评结果写出书面报告，并向当地政府报告。

2. 对达到布病控制或稳定控制标准的县（市、区）和地级市，由省卫生厅予以确认并颁发相应的证书。

附件：布病考核工作总结参考提纲

布病考核工作总结参考提纲

一、前言

二、基本情况

本地区的自然条件、自然地理、社会状况等，如：

1. 人口资料。

2. 地理、气象等自然资料。

①地理环境：山地、水域、草场、荒地、耕地面积。

是否属于农区、牧区或半农半牧区。

②气温：年平均气温、最高气温、最低气温、无霜期（月数）。

是否属于热带、亚热带、温带。

③降水量：年降水量、月降水量。

3. 居民生活条件。

居民年人均收入数、卫生习惯、居住条件、居民区与居室的卫生状况、文化水平、对布病防治知识了解程度、职业人群对布病的个人防护情况。

三、布病控制的组织领导、宣传教育

四、布病防治情况

历年的流行及防治状况、近年的监测情况、防治措施等，包括：

1. 回顾性调查。

①病史追溯：最早发现布病的时间、地点、流行或暴发的次数、范围、危害程度以及引起布病流行的社会因素、自然因素和防制措施。

②人间疫情：历年感染率、发病率、患病人数和患病率；隐性感染数、隐性感染率；漏检、漏报人数及漏报率；病原分离数及鉴定结果。

2. 近年人间布病监测情况。

3. 防治措施。

五、小结

综合评价布病防治及监测结果，对照国家控制区考核标准，判定本县（市、区）是否达到控制县（市、区）或稳定控制县（市、区）要求。

广东省卫生厅下发《2001—2005 年人间布鲁氏菌病监测方案》

一、前言

布鲁氏菌病（简称布病）是一种人畜共患的传染病，对人民健康和畜牧业的发展危害较大。我省从 1984 年起开展人间布病防治工作，经过多年的努力，人间布病已多年未有疫情报告，我省人间布病以市为单位达到了稳定控制区标准，取得了可喜的成绩。由于人间布病的预防控制很大程度取决于畜间布病预防控制情况，有畜间疫情，就有可能波及人间，同时布病在北方尚处在活跃状态，而近年全省（尤其是珠江三角洲）牲畜（猪、牛、羊）交易流动增加，布病疫情随时有可能经感染牲畜传入，如监测控制不力，疫情亦可造成蔓延。最近我省在从事屠宰羊（外省流入）工作的屠宰工中发现一名现症布病病人。因此，人间布病达到稳定控制标准后，仍要继续开展人间布病监测，巩固已取得的成绩。

二、目的

通过有计划地开展监测工作，以及时掌握布病流行方式、人群感染状况、分布以及流行菌群等。

三、内容、指标和方法

（一）内容

1. 各地要加强组织领导，深入病区调查研究，及时解决布病防治工作中存在的问题，推广先进经验。畜牧、卫生等有关部门密切配合，主动做好布病防治工作。

2. 普及布病防治知识，使群众能够自觉参与布病防治。

3. 对特殊人群开展有计划的监测工作，及时发现人间布病疫情，对个案进行调查处理。

（二）指标和方法

1. 加强疫情管理，发现布病病人或疑似布病病人要及时进行个案调查。

2. 发现的布病病人要及时给予治疗。

3. 监测对象：受布病威胁的农民养畜户、兽医、饲养员、屠宰及销售人员、挤奶工、乳品及肉类加工人员、配种员、动物园工作人员及其他有关人员。尤其要加强外省（国）流入的猪、羊、牛等动物接触者的监测。

4. 方法及数量：抽检200名以上受布病威胁者用虎红卡片凝集试验检测血清抗体。阳性血清送广东省疾病预防控制中心微检所用试管凝集试验确诊。

5. 监测时间：1—10月。

6. 国家及省级监测点（江门的新会市、云浮市的云安县及云城区）：参照【GB 16885—1997】布鲁氏菌病监测标准执行。

四、进度安排

根据畜间疫情的流行情况及特点，安排如下：

1. 江门市辖的各县（市、区）连续三年每年进行一次人群监测。

2. 广州、深圳、中山、珠海、东莞、佛山、顺德市以县（市、区）为单位，在3年内对全市各县（市、区）进行一次人群监测。

3. 阳江、汕头、潮州、揭阳、河源、清远、梅州、茂名、汕尾、湛江、韶关、云浮、肇庆、惠州市以县（市、区）为单位，在5年内对全市各县（市、区）进行一次人群监测。

4. 各市每年3月份前将当年要开展监测的县（市、区）的计划上报广东省疾控中心流研所，以安排试剂。

5. 每年11月份前将年度工作总结（含附表）上报广东省疾病预防控制中心流研所。

6. 发现人间疫情的市需连续三年在全市范围开展监测工作。

五、经费

由当地卫生行政事业费中解决，试剂由广东省疾病预防控制中心统一提供。

六、组织分工

1. 省疾病预防控制中心负责对监测的实施情况进行检查、考核、质量控制和效果评估；负责试剂的订购和分发和对阳性血清进行试管凝集试验确诊。

2. 各市卫生防疫站（疾病预防控制中心）接到本方案后，根据上述进度要求结合本市的实际情况，制定辖区的监测工作计划，将各年度的安排计划在2001年7月底前报广东省疾病预防控制中心流研所，并按要求组织开展监测。

3. 上报资料：本年度开展监测工作的市卫生防疫站（疾病预防控制中心）将全市监测工作总结在11月份前上报广东省疾病预防控制中心流行病防治研究所，汇总后报卫生厅。

附表 广东省市（县、区） 年度人间布鲁氏菌病监测登记表

单 位	检查数	阳性数	性别		职业						年龄（岁）						
			男	女	农民	兽医	饲养员	屠宰、肉类加工销售	配种员	其他	0 –	10 –	20 –	30 –	40 –	50 –	60 –
合计																	

注：阳性者在表格中 a/b 格式标注，a 为阳性数，b 为该项检查数 填表人： 填表单位盖章： 日期：

2011年广东省卫生厅下发《广东省人间
布鲁氏菌病监测方案（2011年版）》

一、背景

布鲁氏菌病（以下简称布病）是一种由布鲁氏菌引起的人畜共患传染病，是《中华人民共和国传染病防治法》规定的乙类传染病。染疫的家畜是人间布病的主要传染源，人由于接触患病的牲畜及其产品或其污染物而感染布病。布病不仅危害人民身体健康，同时影响畜牧业、旅游业、国际贸易及经济发展。

广东省为布病低发省份，1999年全省布病达到稳定控制标准，但2004年以来，布病疫情呈逐年上升趋势，疫情主要发生于珠江三角洲地区。为及时发现疫情，掌握疫情动态，预测疫情发生趋势，为制定广东省布病防治策略和措施提供依据，特制定本方案。

二、监测目的

（一）掌握广东省人间布病疫情动态及流行规律。

（二）及时发现和处理人间布病疫情。

三、相关定义

（一）病例定义：布病病例诊断按照卫生部颁发的《布鲁氏病诊断标准》（WS269—2007）执行。

（二）暴发疫情定义：在一个最长潜伏期（通常3周）内，局部地区如一个村庄、一个街道或一个集体单位内发生3例及以上病例即为暴发。

四、监测内容与要求

（一）疫情监测。

1. 散发个案。

（1）病例报告：按照《中华人民共和国传染病防治法》，各级各类医疗机构、疾控中心和卫生检疫机构执行职务的医务人员，发现疑似、临床诊断或实验室确诊病例，在诊断后24小时内进行网络直报。

（2）病例调查：辖区疾控中心接到布病病例报告后，应立即开展个案调查，详实填写《布病流行病学个案调查表》（附表1）。

（3）信息上报：调查处理结束后，相关疾控中心应在调查结束后48小时内将个案调查录入"广东省急性传染病监测信息平台系统"。

2. 暴发疫情。

全省各级各类医疗机构、疾病预防控制机构、卫生检验机构按照《国家突发公共卫生事件应急预案》及《国家突发公共卫生事件相关信息报告管理工作规范（试行）》要求进行布病暴发疫情报告。

暴发疫情开展的个案调查信息及标本检测结果要及时登录"广东省急性传染病监测信息平台系统"进行个案流行病学及实验室检测结果报告和订正。

（二）血清学与病原学哨点监测。

1. 监测点设置。

全省选择3个市（广州市、珠海市、江门市）作为哨点监测市，每个哨点市选择1个牲畜交易、养殖、屠宰等活动较多的县区作为固定点连续监测。

2. 监测对象。

布病病例及监测区内与牲畜及畜产品有接触的重点人群，如兽医、饲养员、接羔员、育羔员和皮毛、乳肉加工人员以及与种畜和阳性畜有接触的人员等。

3. 监测时间。

每年10—11月开展监测工作。

4. 监测内容和方法。

（1）监测内容。

血清学与病原学哨点监测的监测内容包括：一般情况调查（人口资料、自然地理、气象资料、畜牧业概况等）、血清学、病原学、畜间疫情等信息收集和分析。

（2）监测方法。

血清学监测：各监测点每年采集不少于200人份的符合监测对象

的重点人群血清，采用平板凝集试验或虎红平板凝集试验、试管凝集试验的方法开展布病抗体检测。具体采样数分配如下：牲畜交易人员 10~20 人；牲畜屠宰人员 20~30 人；皮毛、乳肉加工人员 20~30 人。养殖、兽医等其他职业人群采样数量由各地自行确定。血清学监测工作应按本方案提供的规范格式填写相关信息，详见附表 2、3、4、5。

病原学监测：各监测市疾控中心负责采集辖区内急性期和慢性活动期病人血、尿、关节液和滑囊液等标本，开展病原分离培养，并将菌株送省疾病预防控制中心鉴定及复核。

五、职责与分工

（一）各级卫生行政部门。

各级卫生行政部门负责协调组织本辖区内布病监测工作，保证监测工作的顺利开展。

（二）省及地市级疾控中心。

负责监测工作的组织实施、培训与指导，定期收集、分析和反馈监测数据，每年开展一次督导、检查、质量评估，并对监测工作进行年度总结。哨点监测所需检测试剂由省疾控中心统一提供。省疾控中心每年开展一次实验室检测技术考评。

（三）县区级疾控中心。

根据本方案要求，落实各项监测工作。接受上级疾控中心的技术培训与指导，定期收集、整理、汇总和上报监测数据。掌握当地的畜间布病疫情，了解当地的家畜的检疫、免疫和阳性畜情况。

（四）各级医疗机构。

配合疾病预防控制部门的各项监测工作，负责完成门（就）诊和住院病例的标本采集，协助疾病预防控制机构开展病例个案调查。

六、信息收集和分析

（一）收集内容与时限要求。

1. 疫情报告信息。

各级各类医疗机构、疾控中心和卫生检疫机构执行职务的医务人员按照《中华人民共和国传染病防治法》，对布病病例进行报告。

2. 哨点监测数据。

哨点监测相关信息由哨点监测市级疾控中心于每年12月5日前录入"广东省急性传染病监测信息平台系统"。省疾控中心负责复核相关实验室检测结果。

（二）资料分析与反馈。

各级疾控中心定期对布病监测资料进行分析，内容包括病例的三间分布、重点人群感染状况及菌株分离数和分离率，并及时反馈。

七、质量控制

（一）培训。

省、市、县（区）疾病预防控制中心每年组织培训辖区内布病监测系统的工作人员，提高职业人群监测及疫情处理能力。

（二）考核和评估。

省疾控中心每年组织对各级疾控中心的监测工作进行质量评估，并将结果反馈给各相关单位，同时报送省卫生厅。

（三）督导。

省和地市级卫生行政部门每年组织对本辖区监测工作进行督导检查，及时发现问题，提出解决方案，并上报和反馈督导报告。

八、经费保障

中央和省级财政将适当补助国家和省级监测点经费。各级卫生行政部门应安排相应配套经费。

附表1　布病流行病学个案调查表

国标码□□□□□□　　　　　　　　　　病例编码□□□□□

_____省（区、市）_____地区（市）

_____县（区）_____乡（农场、镇、街道）

1. 基本情况：

1.1 患者姓名：_____

1.2 性别：　　（1）男　　（2）女

1.3 年龄：_____

1.4 民族：_____

1.5 职业：_____

（1）农民　　（2）民工　　（3）牧民　　（4）渔民　　（5）学生 （6）医务人员　　（7）散居儿童　　（8）干部职员　　（9）家务及 待业　　（10）畜产品收购、屠宰　　（11）皮毛加工销售　　（12）乳肉 加工销售　　（13）兽医　　（14）其他　　（15）不详

1.6 发病地址：_____县（市、区）_____镇（乡）_____村 （街道）_____号

1.7 家庭住址：_____县（市、区）_____镇（乡）_____村 （街道）_____号

1.8 发病日期：_____年_____月_____日

1.9 住院日期：_____年_____月_____日

1.10 报告日期：_____年_____月_____日

1.11 所住医院名称：_____

2. 临床表现：

2.1 症状体征：

2.1.1 发热　　　　　　　　　（1）有　　（2）无

2.1.2 发热持续（　　天）

2.1.3 体温最高_____℃

2.1.4 多汗　　　　　　　　　（1）有　　（2）无

2.1.5 肌肉、关节酸痛　　　　（1）有　　（2）无

2.1.6 乏力　　　　　　　　　（1）有　　（2）无

2.1.7 肝肿大　　　　　　　　（1）有　　（2）无

2.1.8 脾肿大　　　　　　　　（1）有　　（2）无

2.1.9 淋巴结肿　　　　　　　（1）有　　（2）无

2.1.10 睾丸肿大　　　　　　　（1）有　　（2）无

2.2 实验室检查：

2.2.1 玻片凝集反应　　　　　（1）−　　（2）+

2.2.2 虎红平板凝集反应　　（1）－　　（2）＋

2.2.3 皮肤过敏试验　　　（1）有　　（2）无

2.2.4 病原分离：＿＿＿＿＿＿＿＿＿＿＿

（1）从病人血液中　（2）从病人骨髓中　（3）其他体液中 （4）从病人排泄　（5）无

2.2.5 SAT 滴度为 1：100 ＋＋　　　（1）有　　（2）无

2.2.6 补体结合试验 1：10 ＋＋　　（1）有　　（2）无

2.2.7 Coomb's 滴度为 1：400 ＋＋　　（1）有　　（2）无

2.3 临床诊断：＿＿＿＿＿＿＿＿＿＿＿＿＿＿＿＿＿＿

2.4 治疗：

2.4.1 抗生素治疗　　　（1）有　　　（2）无

2.4.2 抗原治疗法　　　（1）有　　　（2）无

2.4.3 水解素治疗法　　（1）有　　　（2）无

2.4.4 溶菌素治疗法　　（1）有　　　（2）无

2.5 转归：＿＿＿＿＿＿＿＿＿

（1）痊愈　（2）好转　（3）未愈　（4）死亡（＿＿＿＿年＿＿ ＿＿月＿＿＿＿日死于＿＿＿）

3．流病调查：

3.1 与动物接触史：

3.1.1 畜别：＿＿＿＿＿＿＿＿＿＿＿＿＿

3.1.2 饲养放牧　　　（1）是　　　（2）否

3.1.3 屠宰　　　　　（1）是　　　（2）否

3.1.4 配种员　　　　（1）是　　　（2）否

3.1.5 兽医　　　　　（1）是　　　（2）否

3.1.6 其他：＿＿＿＿＿＿＿＿＿＿＿＿＿＿

3.2 保护情况：

3.2.1 使用防护衣　　（1）是　　　（2）否

3.2.2 使用消毒液　　（1）是　　　（2）否

3.3 是否人畜共饮一口井　　　（1）是　　　（2）否

3.4 幼羔放卧室内饲养 　　　　　（1）有 　　（2）无

3.5 既往病史：＿＿＿＿＿＿＿＿＿＿＿＿＿＿＿＿＿＿＿＿

＿＿＿＿＿＿＿＿＿＿＿＿＿＿＿＿＿＿＿＿＿＿＿＿＿＿＿＿

3.6 布氏菌苗免疫接触史：

3.6.1 接种年月：＿＿＿＿年＿＿＿＿月＿＿＿＿日

3.6.2 菌苗种类：＿＿＿＿＿＿＿＿＿＿＿＿＿＿＿＿＿

3.6.3 接种途径：＿＿＿＿＿＿＿＿＿＿＿＿＿＿＿＿＿＿

3.7 确诊时间：＿＿＿＿年＿＿＿＿月＿＿＿＿日

3.8 可能的传染源、传播途径及传播因子：＿＿＿＿＿＿＿＿＿

＿＿＿＿＿＿＿＿＿＿＿＿＿＿＿＿＿＿＿＿＿＿＿＿＿＿＿＿

3.9 其他：＿＿＿＿＿＿＿＿＿＿＿＿＿＿＿＿＿＿＿＿＿＿＿

3.10 在本疫点病例发病时间顺序：第＿＿＿＿＿＿＿例。

4. 调查小结：

＿＿＿＿＿＿＿＿＿＿＿＿＿＿＿＿＿＿＿＿＿＿＿＿＿＿＿＿

＿＿＿＿＿＿＿＿＿＿＿＿＿＿＿＿＿＿＿＿＿＿＿＿＿＿＿＿

＿＿＿＿＿＿＿＿＿＿＿＿＿＿＿＿＿＿＿＿＿＿＿＿＿＿＿＿

＿＿＿＿＿＿＿＿＿＿＿＿＿＿＿＿＿＿＿＿＿＿＿＿＿＿＿＿

注：国标码为各监测点国标码；病例编码前两位为年号（如：04、05），后三位为病例流水号。

调查者单位：＿＿＿＿＿＿＿＿　　　调查者：＿＿＿＿＿＿

审查者：＿＿＿＿＿＿＿　　　调查时间：＿＿＿＿年＿＿月＿＿日

附表2 人间布病调查登记表（参考式样）

省　　　　自治区　　　　县　　　　市、旗、区

乡（场、镇）	村（分场）	检查编号	姓名	性别	年龄	民族	接种史	临床症状及体征	体温（℃）	出现症状时间	接触史	检查时间	检查结果

调查者：　　　　　　　　　　　　　　　　年　　　月　　　日

附表3 人间布病实验室检查登记表（参考式样）

省（自治区）　　　　　　　　　　县（市、旗、区）

乡（场、镇）	村（分场）	检验编号	送检编号	姓名	性别	年龄	职业	平板凝集试验				试管凝集试验					Coomb's试验				补体结合试验				材料及分离病原结果	结论	检验时间
								0.08	0.04	0.02	0.01	1:25	1:50	1:100	1:200	1:400	1:100	1:200	1:400	1:800	1:5	1:10	1:20	1:40			

检验者：　　　　　　　　　　　　　　　　年　　月　　日

附表 4 人间布病血清学检查和发病统计表（参考式样）

省（自治区）　　　　　　　　　县（市、旗、区）

乡（场、镇）	村（分场）	检验时间（年月）	性别	总人口数	应检人数	平板凝集试验		试管凝集试验		Coomb's 试验		朴体结合试验		发病数	漏检数
						检查数	阳性数	检查数	阳性数	检查数	阳性数	检查数	阳性数		

填表者：　　　　　　　　　　　年　　月　　日

附表 5　不同职业人间感染、发病调查统计表（参考式样）

省（自治区）　　　　　　　　　　　　　　　县（市、旗、区）

乡（场、镇）	村（分场）	性别	牧业			农业			畜产品收购			屠宰			乳肉加工销售			皮毛加工			车夫			兽医			医务			家务			干部			学生儿童			其他		
			检查数	阳性数	发病数	检查数	阳性数	发病数	检查数	阳性数	发病数	检查数	阳性数	发病数	检查数	阳性数	发病数	检查数	阳性数	发病数	检查数	阳性数	发病数	检查数	阳性数	发病数	检查数	阳性数	发病数	检查数	阳性数	发病数	检查数	阳性数	发病数	检查数	阳性数	发病数	检查数	阳性数	发病数

填表者：　　　　　　　　　　　　　　　　　　　　　　　年　　月　　日

三、参考文献及论文

（一）重要文件汇编名录

1. 关于转发《广东省布氏菌病防治工作研讨会议纪要》的通知

2. 印发《广东省畜间布鲁氏菌病防制措施》的通知

3. 关于下发《1990—1995 年全国布氏菌病防治（制）规划纲要》的通知

4. 关于颁布《布氏菌病诊断方法、疫区判定和控制区考核标准》的通知；关于修改补充《布氏菌病诊断方法、疫区判定和控制区考核标准》的通知

5. 广东省 1991—1995 年畜间布病防制规划

6. 关于印发《广东省家畜布氏杆菌病防制措施》的通知

7. 转发卫生部、农业部《关于颁布〈布氏菌病诊断方法、疫区判定和控制区考核标准〉的通知》

8. 1980 年农业部、卫生部联合颁发《防治布氏杆菌病暂行办法》

9.《做好牲畜布氏菌病防制工作达标考核验收准备的通知》

10.《关于确定阳东县为全国布鲁氏菌病监测点的通知》

11.《进行畜间布氏病防制达标考核验收的通知》

12.《请速报 1994 年畜间布氏病监测工作总结》

13. 关于印发《1996 至 2000 年全国马传染性贫血病、布氏杆菌病防制规划》的通知

14. 广东省畜牧局等编《广东省畜疫病》1949—1989，"布鲁氏菌病"，143 – 156 页

（二）重要文件汇编

1. 关于转发《广东省布氏菌病防治工作研讨会议纪要》的通知

各市、地、县政府地方病防治办公室、卫生局（处）、畜牧局、

省直有关单位：

现将《广东省布氏菌病防治工作研讨会议纪要》转发给你们。希结合本地实际情况，认真贯彻执行。尤应注意的是，有的地方公猪布病疫情严重，很易通过自然交配，造成布病的暴发和流行。如不加强防范，疫情继续加重，直接影响畜牧业发展，同时波及人间。因此务请各地要十分重视，迅速采取措施，控制流行。

附件：广东省布氏菌病防治工作研讨会议纪要

广东省人民政府地方病防治领导小组办公室

一九八七年八月六日

附件　广东省布氏菌病防治工作研讨会议纪要

广东省地方病防治领导小组办公室于 1987 年 6 月 25—26 日在广州召开广东省布氏菌病防治工作研讨会。参加会议的有：省畜牧局、省兽医防疫站、省兽医研究所、省卫生防疫站、有关市（地）县畜牧局（处）、防疫站负责人，并邀请中国预防医学科学院流行病学研究所、华南农业大学牧医系、广东医药学院卫生系有关专家教授等共二十多人。会议期间省卫生厅厍文远副厅长到会讲了话。会议主要总结交流了畜间和人间布氏菌病查防工作情况，并研究了我省布氏菌病防制措施，明确了今后的防治任务。

会议期间中国预防医学科学院流行病学研究所布病室陆士良、张见麟教授介绍了国内外布氏菌病的流行情况及防制措施。

会议认为我省布病防治工作是取得一定成绩的。早在 1955 年发现畜间和人间布病后，于 1956 年省人民政府就把布病列为法定传染病管理。自 1955—1986 年，畜牧部门，从全省 115 个市、县、镇中共检查牲畜 179339 头次，血清学阳性有 9287 头（只），阳性率 5.21%，其中检猪 118186 头次，阳性 8520 头，阳性率 7.2%；牛 55494 头次，阳性 701 头，阳性率 1.26%；羊 1743 头，阳性 17 头，阳性率 0.9%；鸡

176 只，无发现阳性。并从 723 份材料中分离出 59 株布氏菌，分别从母猪阴性分离出 28 株，公猪精液分离出 4 株，流产畜胎分离出 8 株，剖检牲畜内脏分离出 19 株。

从 1955—1981 年卫生部门发现人间布病 31 例，在一些暴发布病的畜牧场、站、所用血清学检查 1104 人，阳性有 124 人，阳性率 11.23%。真正全面流行病学调查，是从 1984—1986 年进行，卫生部门开展对全省职业人群系统调查，在 107 个市、县共抽查 51922 人，血清学阳性 228 人，阳性率 0.44%，其中兽医人员 6473 人，阳性 55 人，阳性率 0.84%；饲养员 9935 人，阳性 42 人，阳性率 0.42%；屠宰工人 24561 人，阳性 108 人，阳性率 0.43%；挤奶工 533 人，阳性 1 人，阳性率 0.17%；皮革工 1464 人，阳性 4 人，阳性率 0.27%；农民 5786 人，阳性 10 人，阳性率 0.17%。今年 3—4 月在斗门、东莞两个急性暴发布氏病的猪场检查 55 人，阳性 12 人，阳性率 21.8%。

从调查结果来看，我省布病在猪间流行是严重的，影响了畜牧业的发展，尤为严重的是，大量阳性牲畜未能及时扑杀，如阳性畜 9287 头，至今，只处理 1956 头，从而引起疫情继续蔓延，并直接波及人间。

为便于分类指导，根据我省布氏菌病流行情况，经过会议充分讨论，提出了如下防制方案：

（一）根据疫情流行程度不同，将全省已查清病情的 64 个市、县划分为六类，并进行分类管理：

1 类：阳性率 15% 以上的市、县有：东莞市、增城、斗门、云浮。

2 类：阳性率 10%～14% 的市、县有：恩平、惠来、珠海市香洲区、饶平、阳江、揭阳、化州县。

3 类：阳性率 5%～9% 的市、县有：鹤山、揭西、南澳、开平、潮州、南海、三水、澄海、台山、阳春。

4 类：阳性率 1%～4% 的市、县有：惠阳、新会、顺德、遂溪、廉江、信宜、蕉岭、丰顺、大埔、澄迈、保亭、广州市郊、清远、宝安。

5类：疫情较轻，阳性率0.9%以下的市、县有：屯昌、文昌、陵水、白沙、中山、高明、佛山市郊、连南、湛江市郊、高要、龙门、德庆。

6类：多年来检查无阳性畜的市、县（称为无疫区）有：翁源、连山、仁化、南雄、乳源、乐昌、阳山、始兴、曲江、连县、罗定、广宁、怀集、郁南、封开、平远、五华。

（二）防制措施：

1. 坚持种畜（含流动种畜）检疫，检出阳性公畜坚决淘汰，扑杀私养公畜时建议在地方财政中给畜主适当补贴。

2. 在阳性畜群中的阴性种畜采用猪Ⅱ号菌苗进行口服免疫，连续三年，农村私养畜由国家免费供应疫苗，国营场、站、所疫苗费自负。

3. 推广人工授精，减少接触传染。健康公畜必须每年检查一次，发给种畜健康证。

4. 阳性母畜隔离饲养，实行人工授精，产出的仔畜不得作种畜用。

5. 阳性种畜不得活体出售。

6. 在广州市、潮州市、东莞市、开平县、阳江县、增城县设立人间布氏菌病监测点，并进行下列监测工作：

① 对7~60岁与牲畜及畜产品有接触的重点人群，每市、县每年皮试检查不少于1000人，血清学检查不少于500人。

② 流行病学调查：对皮试或血清学阳性者进行个案调查。

③ 病原分离，急性期病人即时采血，送省卫生防疫站流研所作病原分离。

④ 对布病暴发点，应及时进行调查及疫区处理。

7. 各有关部门发现疫情应及时报告，以防疫情扩散。

会议认为，当前我省布病在畜间和人间仍有不同程度的流行，如不引起重视，将影响人民身体健康和畜牧业的发展。为此建议：

（一）由省畜牧局起草，以省政府名义颁布一个"防制布氏菌病暂行办法"。

（二）各级领导和有关部门应重视布病的防制工作，省及各地地方财政经费中，每年应安排一部分作为扑杀阳性畜补贴经费，以加速布病的净化工作。

一九八七年七月二十九日

2. 转发卫生部、农业部《关于颁布〈布氏菌病诊断方法、疫区判定和控制区考核标准〉的通知》

各市、县畜牧（农业）、卫生局：

现将卫生部、农业部（88）卫地字第 21 号《关于颁布〈布氏菌病诊断方法、疫区判定和控制区考核标准〉的通知》转发给你们。请结合我省的实际情况认真贯彻，对畜间检疫对象及检疫总数仍参照今年五月省畜牧局在开平现场会议修订的《广东省家畜布氏杆菌病防制措施》执行。

附：《关于颁布〈布氏菌病诊断方法、疫区判定和控制区考核标准〉的通知》。

一九八八年十二月五日

3.《做好牲畜布氏菌病防制工作达标考核验收准备的通知》

做好牲畜布氏菌病防制工作达标考核验收准备的通知

市畜牧局、农垦局：

你们经过多年努力在牲畜布氏菌病防制工作中取得了较大的成绩。从你们近三年普查监测检验的结果看，已基本达到农业部、卫生部规定的要求，我局已列入今年的考核验收计划。为此请你们做好考核验收前的准备工作：

1. 六月底前做好对所辖县（区）、农牧场今年的种畜（种公猪、种公牛、良种母猪）、奶畜（奶牛、奶羊）及新购入种畜、奶畜的布氏菌病查验和检验资料的整理工作。

2. 将近三年的牲畜布氏菌病疫情、防制工作情况及普查监测检验资料、记录材料进行认真整理，打印 20 份，以备考核验查。

3. 市局应于七月底前向我局提出牲畜布氏菌病防制工作达标、考核验收的申请。

4. 待接到各市申请后，省局确定组织考核验收的时间。具体日期另行通知。

一九九三年四月三十日

4.《关于确定阳东县为全国布鲁氏菌病监测点的通知》

关于确定阳东县为全国布鲁氏菌病监测点的通知

阳东县畜牧局：

根据全国布鲁氏菌病监测方案，自 1990 年我省在东莞市建立了全国布鲁氏菌病监测点，已连续多年实施监测工作，收集和积累了大量资料和数据，取得了较好的成绩。工作已告一个阶段。

现根据去年全国会议精神、全国布鲁氏菌病监测方案和监测工作新的要求，并经与有关部门研究决定，从 1995 年起，全国布鲁氏菌病监测点改设在阳东县。请省兽医防疫检疫站的阳东县畜牧局根据全国布鲁氏菌病监测方案要求，认真完成监测任务和资料的收集、整理上报工作。

一九九五年四月二十日

5. 《进行畜间布氏病防制达标考核验收的通知》

进行畜间布氏病防制达标考核验收的通知

中山、东莞市畜牧局、广州市兽医防检站：

今年对你们三个市畜间布氏病防制达标考核验收，定于十月下旬十一月上旬进行。具体安排是东莞市在 10 月 25、26 日两天，广州市在 10 月 27、28、29 日三天，中山市在 10 月 31 日至 11 月 1 日，顺序进行。请各市做好有关材料汇报和被抽查的准备工作。并派出一名有参与此项工作的主要技术干部参加省组织的考核验收工作组。

布病考核验收工作组定于 10 月 25 日早上七时正出发前往东莞开展检查考核。请广州、中山市参加考核组人员于 10 月 25 日早上七时正之前在省农业厅门口集中。

一九九四年九月二十八日

6. 《请速报 1994 年畜间布氏病监测工作总结》

请速报 1994 年畜间布氏病监测工作总结

各市兽医防疫检疫站、兽医科：

1994 年即将结束，请你们把今年全市畜间布氏病的监测、防制情况（数字）和总结于本月 20 日前（往年 11 月底前已上报）报送我站以便汇总和总结上报农业部。如果一些市再拖延，则影响全省、致使我省的总结和明年计划不能于年底上报农业部，则我省的计划则排不上队而至明年监测经费落空。

另，拟于元月上旬末召开一次各市主管布病工作的负责人座谈会，研讨畜间布氏病的进一步防制、净化，申报全省达标验收的工作计划，请各市做好准备，届时电话通知。

一九九四年十二月二日

7. 广东省畜牧局等编《广东省畜疫病》1949—1989，"布鲁氏菌病"，143－156 页

布鲁氏菌病

布鲁氏菌病是由布鲁氏菌引起的人畜共患的传染—变态反应性疾病。患病母畜以流产、不孕为特征；公畜可引起睾丸炎、关节炎、个体瘦弱等。1985 年联合国粮农组织/世界卫生组织（FAO/WHO）联合布病专家委员会第六次会议公报，把布鲁氏菌属分为 6 个种 19 个生物型。分别是：羊种有 3 个型、牛种 8 个型、猪种 5 个型及犬种、绵羊附睾种、沙林鼠种各 1 个生物型。

本病遍布世界各地，主要感染牛、绵羊、山羊、猪和狗等家畜。多种野生动物均可感染，并在其中互相传播。人亦可感染发病，人的布病叫马耳他热。

（一）流行情况

据省农垦局资料报道，雷州半岛地区的农场在解放前有该病发生和流行。但血清学证实我省首次发现是 1955 年 10 月，在广州畜牧场的猪群中。当时检查该场猪只 122 头，阳性率高达 54%。以后两年，相继有英德、惠阳、中山、潮安、新会等县和湛江地区的农垦场报道有母猪流产，血清学检查诊断为布病（见表 5－1－9）。60 和 70 年代，继续的又在一些农牧场（站、所）做过调查和防治工作（见表 5－1－10、5－1－11）。70 年代末，遵照中央北方防治地方病领导小组和农业部的部署，在全省范围内开展了调查防制工作，从 1979—1989 年底止，共在 19 个市 106 个县（区）血清学调查家畜 340108 头，呈阳性反应的 9544 头，平均阳性率 2.81%（表 5－1－12）；病原分离 467 例，共获菌 95 株（其中属猪种 83 株，占 87.4%；羊种 9 株，占

9.5%；犬种3株，占3.1%）。羊种菌株是60年代初分离的，限于当时条件，没有定型，菌株也已失传。以后也没有再分离出羊种菌株。猪种菌株经定型的80株均为第3生物型（表5-1-14）。可见，广东畜间布病主要是由猪3型和犬种布鲁氏菌引起的，至1989年止，未发现由牛种布鲁氏菌引起的布病。

1. 流行特点：

（1）流行与地区的关系：山区仅零星散发，沿海地带病畜明显增加，珠江三角洲平原则多呈暴发性流行。

（2）流行与养猪形式的关系：农村传统式养猪，布病呈散发性存在。养猪场由于猪只密集，只要有病畜存在，很快就会引起全场暴发，有的还感染给人。

（3）流行与品种的关系：据调查，外来纯种猪如杜洛克、汉普夏、长白等感染率高（可能与这些品种多在养猪场密集饲养有关），杂种猪次之，土种猪感染率最低（可能与农户分散饲养有关）。

（4）流行与性别的关系：对农户的调查，成年公猪感染率高，其次是母猪，仔猪感染率最低。可见，公猪的危害性最大。

（5）流行与配种方式的关系：开平县调查猪本交感染率达25.7%，但人工授精感染率仅占0.33%。可见本交的感染率明显高于人工授精。

2. 传染来源：据调查，广东首例猪布病可能是50年代初期广西桂林××种畜场从香港引进种猪，途经广州畜牧场暂时寄养而感染了该场猪只的。

1956年惠阳马安围种畜场和英德黄陂畜牧场等地的疫情可能与事前引进和推广未经检疫的约克种猪有关。但潮安县英山社的土种猪从未与约克猪接触，也有出现血清学阳性反应。猪是主要传染源，病原以猪的布鲁氏菌第3生物型为主。它还可感染人和犬，使之发病。如：顺德某猪场一女配种员感染猪3型菌引起流产；开平县马岗镇仕立家养一母犬也因感染猪种3型菌引起流产。犬布病则多由犬种布鲁氏菌引起。但我省的家犬也有觅食猪流产物而感染猪种布鲁氏菌致病的。

3. 传播途径及传播因素：

（1）传播途径：布鲁氏菌可以通过体表皮肤、黏膜、消化道、呼吸道等途经侵入机体引起感染。

（2）传播因子：病畜流产物、精液、奶、内脏和母畜阴道分泌物，均可成为传播因子。90%的急性发病的公猪精液可以培养出病菌。发病 3 年的母猪，阴道分泌物仍然带菌。

（3）流行因素：在我省猪种布病流行与气候关系不大，但社会因素对布病流行起重要作用，由于检疫制度不健全，加上牲畜交易频繁、调运活跃，特别是引种时不重视检疫以致误购病畜等，常引起布病的传播甚至暴发。

（4）临床症状：临床症状多样，病情轻者表面症状不明显，只有血清学或细菌学方法才能确诊。母畜不孕、阴道炎或怀孕 45～60 天出现死胎流产，尤其是以新感染的母畜流产率最高。患病的公猪多数有一侧性睾丸肿大和关节炎症状，严重的会失去配种能力。

（二）防制情况

1. 1956 年，省政府把布病列入传染病管理。从 1955—1978 年，省和各地部门先后在全省 8 个市、地的 10 多个县、30 多个畜牧场和农业合作社进行过血清学调查和隔离、扑杀病猪、消毒场地等防制工作。从 1979 年开始，省农业厅和畜牧局均把本病例作畜禽的重点疫病之一，作为防疫的行政管理目标来抓；每年召开的省兽医防疫工作会议都把布病防制问题作为会议讨论内容；省兽医防检站还指定专人负责此项工作并每年或隔年召开集会议，总结和部署布病的调查和防制工作。10 年来共拨出专项防制经费 95.7 万元，统一购买各种诊断液 6.3 万毫升。

2. 做好宣传教育工作，提高干部、群众对防制布病的认识。

除了结合各种会议讲清防制本病的目的意义外，还先后编印防制布病小册子，购买布病防制资料等 2680 册供各级兽医工作人员学习，疫区县、乡还用大字报、墙报、有线广播和各种会议进行宣传，开平县还摄制了防制布病录像带，由电视台播放，使疫区群众对布病的防制家喻户晓、深入人心。

3. 贯彻中央对布病工作的指示，制定推行《广东省家畜布鲁氏菌病防制措施》。

1980 年转发生卫生部和农业部联合颁发的《防治布氏杆菌病暂行办法》和《家畜布病试管凝集反应技术操作规程及判定标准》。

1981 年转发中共中央北方地方病防治领导小组办公室（1981）18 号颁发的《布病疫区（以县为单位）控制标准和考核方法暂行规定》。

1988 年转发卫生部、农业部（88）卫地字第 11 号文《关于颁布〈布鲁氏菌病诊断方法、疫区判定和控制区考核标准〉的通知》。

1989 年，国家颁布了《中华人民共和国传染病防治法》，规定布病为法定乙种传染病，为依法灭病提供了有力的法律依据。

1986 年 5 月，根据中央文件和有关会议精神，结合实际制订《广东省家畜布氏杆菌病防制措施》，经过两年的实践，于 1988 年 7 月开会讨论，修订为《广东省家畜布鲁氏菌病防制措施》，在全省贯彻执行。这些措施的主要内容是：

（1）检疫：凡外购种猪在购进后及配种前必须进行布病检疫，合格才能供配种使用；国营、集体场、站、所饲养的种猪和民间私养的种公猪以及奶牛、奶山羊应坚持每年检疫一次，阳性公猪配种活动范围内的母猪每年按 5% ~ 10% 抽检。

（2）扑杀阳性畜：凡经血清学检验为阳性的种公猪、奶牛、羊必须全部扑杀，阳性母猪根据实际情况分别处理，若数量不多则扑杀；数量较多或是良种，因扑杀会造成较大的经济损失时，则采取隔离饲养逐步淘汰的办法。

因扑杀处理造成的经济损失，属国营和集体的由饲养单位负责；属农户私养的由政府拨款给畜牧部门按照畜价给予半数左右的经济补偿，以减少净化疫点的阻力。

（3）免疫：对疫点内及其周围的阴性种猪进行口服猪 2 号弱毒疫苗免疫。

疫苗费用，国营和集体单位自行负担，政府仅对农民免费供应疫苗。从1982—1989年，全省共免疫生猪66.8万头次，收到很好的效果。

（4）推行人工授精：在疫情较重、阳性母猪数量较大的疫区推行人工授精。

4. 培训技术人员，提高专业理论水平和检验技术。

（1）派员参加卫生部和农业部举办的布病学习班。1981—2000年先后有省和部分市县兽医防检站共派出8人参加学习。

（2）由省举办或派员到市县协助举办防制布病学习班。1979—2000年办班共13期，参加学习的共623人。

5. 开展试验研究，推广应用新技术。

1986年春，在中国兽药监察所的专家指导和帮助下，引进美国虎红抗原卡片作布病血清检验，由于操作简便，且容易判断，节省时间、人力和费用，提高了工作效率，效果很好。随后与省生物药厂合作仿制成功，在全省推广，用于血清学初筛检验。1986年，中国预防医学中心流行病研究所的专家前来合作，在开平县进行猪布病血清学试验和防制工作试点，在该县领导重视和畜牧局的积极配合下，经过三年努力，种公猪阳性率由1986年的10.3%下降到0；母猪阳性率由1986年的8.3%下降到1988年的1.42%（开总结会议时，1989年度尚未进行检查）。省政府地方防治领导小组办公室于1989年12月向全省转发了开平县猪布鲁氏菌病防制试点总结会议纪要，推广开平县试点的成功经验。

6. 防制效果：

（1）畜间布病阳性率下降。1979—1980年全省血清学检查家畜18588头，检出阳性畜1060头，阳性率为5.7%；1989年全省血清学检查家畜59340头，检出阳性畜504头，阳性率仅占0.84%。

（2）有疫县（区）减少。1979—1980年受检的78个县（区）中，检出有疫县（区）54个，占69.2%；1989年受检的84个县（区），有疫的降至33个，占39.9%，下降30个百分点。

（3）达到初步控制和稳定控制的县（区）不断增加。1984年统计，连续2~4年没有检出阳性畜，疫情得到初步控制的有24个县；

连续 5 年没有检出阳性畜，疫情得到稳定控制的有 8 个县，两项合计 32 个县，占当年受检 80 个疫县的 40%。至 1989 年统计，疫情初步控制的有 31 个县，稳定控制的有 15 个县，两项合计共 46 个县，占当年受检疫县 84 个的 54.7%（见表 5 - 1 - 13）（1989 年，广东全省尚未按国家卫生、农业两部颁布的标准正式开展控制考核验收工作）。

此外，全省从 1979 年起有计划连续开展血清学调查以来，至 1989 年止共有五华、和平、连平、紫金、海丰、罗定、南雄、仁化、始兴、曲江、翁源、新丰、乐昌、乳源及韶关市浈江区、武江区、北江区和河源市郊区等 18 个县（区、市）从未发现畜间布鲁氏菌病流行。

表 5 - 1 - 8 1955—1989 年畜间布病血清学调查统计

品种	猪	水牛	黄牛	奶牛	马	羊	犬	鸡	鹅	合计
调查数	237916	1452	1675	106687	125	2137	885	409	161	351447
阳性数	10364	0	0	735	5	21	11	0	0	11136
%	4.35	0	0	0.68	4.00	0.98	1.24	0	0	3.16

注：资料记载，广东最早对畜间布病进行血清学调查的是广州畜牧场，时间为 1955 年 10 月。

表 5 - 1 - 9　50 年代畜间布病血清学调查统计

调查地点	1955 年			1956 年			1957 年			备注
	调查数	阳性	%	调查数	阳性	%	调查数	阳性	%	
广州畜牧场	122	66	54.09							
英德				296	86	29.05				
英德、黄陂畜牧场				356	65	18.25				
惠阳马鞍围种畜场				177	39	22.03				
惠阳新建社				47	5	10.63				
惠阳梁化劳改场				46	26	56.52				
惠阳文岭村				10	3	30.00				
惠阳示范场							21	8	38.09	
惠阳大光场							18	13	72.22	
惠阳大光场农业社							65	19	25.23	
惠阳夏廊社							15	4	26.66	
惠州镇							3	1	33.33	
中山县西街社				64	14	21.87			155	17	10.96

（续表）

调查地点	1955年			1956年			1957年			备注
	调查数	阳性	%	调查数	阳性	%	调查数	阳性	%	
中山农场				195	105	53.85				
潮安英山社				10	7	70.00				
潮安兆关社				5	1	20.00				
潮州市				3	1	33.33				
新会五和社				160	24	15.00				
湛江农垦							209	72	34.44	
合计	122	66	54.09	1383	381	27.55	486	134	27.57	

注：1. 表中调查数、阳性数均为猪的头数。2. 未能查到1958和1959年的资料。

表5-1-10 60年代畜间布病血清学调查统计

调查地点	1960年			1962年			1965年			1966年		
	调查数	阳性	%	调查数	阳性	%	调查数	阳性	%	调查数	阳性	%
惠州地区农科所	200	87	43.50									
广州燕塘农场				牛137	69	50.36						
广州燕塘农场				猪107	8	7.47						
清远县							175	9	51.42			
清远县洲心桂坑场							365	124	36.71	565	84	14.86
清远县洲心站							25	12	48.00			
清远县桂坑公社							28	21	75.00			
连县示范农场							16	1	6.25			
南雄镇奶牛场							牛14	2	14.28			
省农业厅5个直属场							牛464	5	1.07			
省农业厅6个直属场							195	19	9.74			
省农业厅7个直属场							马	10	2.00			
省农业厅8个直属场							羊35	1	2.85			
广州新洲牧场							奶牛837	67	8.00			

（续表）

调查地点	1960年			1962年			1965年			1966年		
	调查数	阳性	%	调查数	阳性	%	调查数	阳性	%	调查数	阳性	%
广州军区天河农场							马115	3	2.61			
广州军区天河农场							267	14	5.24			
广州军区天河农场							牛61	4	6.56			
广州军区天河农场							羊50	2	4.00			
合计	200	87	43.50	244	77	31.55	2657	286	10.76	565	84	14.86

注：1. 缺1961、1963、1964、1967、1968、1969年资料。2. 本表调查数栏未畜列者均为指猪的头数。

表 5 - 1 - 11 70 年代畜间布病血清学调查统计

调查地点	1971—1976 年			1977 年			1979 年		
	调查数	阳性	%	调查数	阳性	%	调查数	阳性	%
汕头市公园猪场	84	42	50.00						
汕头市公园猪场	154	72	46.75						
澄海白沙猪场	223	89	39.91						
阳春县	822	84	10.21				72	19	26.38
梅州地区农科所	牛 13	7	53.83						
南海九江猪场	90	6	6.66	42	31	73.80	42	32	76.19
广州市农科所				222	14	6.30			
鹤山县				59	23	38.98	70	44	62.80
顺德县							68	27	39.70
恩平县							87	24	27.58
肇庆地区良种场							32	25	78.12
合计	1386	300	21.64	323	68	21.05	371	171	46.09

注：1. 本表调查数栏未畜别者均指猪的头数。2. 汕头市公园猪场分别于 1971 和 1972 年各调查一次。

表5-1-12　1979—1989年畜间布病血清学调查统计

市	调查总头数	阳性数	%	猪 调查数	猪 阳性	猪 %	牛 调查数	牛 阳性	牛 %	羊 调查数	羊 阳性	羊 %	淘汰畜阳性数	受检县数	阳性县数	免疫数
惠州市	13490	23	0.17	12319	22	0.17	1171	1	0.08	/	/	/	23	5	5	18005
湛江市	21091	350	1.70	15503	308	1.97	4612	25	0.50	976	17	1.70	350	6	6	13720
肇庆市	16994	295	1.56	16628	290	1.65	366	5	1.36	/	/	/	295	12	10	32708
茂名市	6473	298	4.60	5845	298	5.09	628	0	0.00	/	/	/	298	5	5	/
深圳市	39600	359	0.90	20817	359	1.72	18783	0	0.00	/	/	/	332	4	4	1700
珠海市	7380	261	3.61	6631	258	8.39	747	3	0.40	2	0	0.00	261	2	2	10800
梅州市	9888	69	0.69	7338	59	0.80	1606	9	0.56	944	1	0.10	36	8	6	3156
韶关市	4239	0	0.00	3393	0	0.00	801	0	0.00	45	0	0.00	0	8	0	9200
东莞市	11159	325	2.91	11120	325	2.92	39	0	0.00	/	/	/	264	1	1	1850
汕头市	11752	495	4.22	10592	482	4.55	1048	13	1.24	85	0	0.00	380	12	10	159403
汕尾市	1839	8	0.43	1404	3	0.21	435	5	1.14	/	/	/	8	3	1	494
清远市	7539	82	1.08	6755	82	1.21	784	0	0.00	/	/	/	82	8	8	2000
河源市	3412	4	0.11	3318	4	0.12	94	0	0.00	/	/	/	4	6	1	1428
潮州市	158	3	1.89	125	3	2.52	33	0	0.00	/	/	/	3	1	1	3200

（续表）

市	调查总头数	阳性数	%	猪			牛			羊			淘汰畜阳性数	受检县数	阳性县数	免疫数
				调查数	阳性	%	调查数	阳性	%	调查数	阳性	%				
中山市	6853	52	0.75	5782	47	0.81	804	0	0.00	犬267	犬5	1.87	47	1	1	/
佛山市	26059	600	2.30	22267	587	2.63	3792	13	0.34	/	/	/	329	5	5	156640
广州市	107573	3897	3.62	38609	3400	8.80	68964	497	0.72	/	/	/	960	9	8	108595
江门市	40061	2174	5.42	39149	2163	5.52	294	5	1.70	犬618	犬6	0.97	510	6	6	124181
阳江市	4575	249	5.44	4415	244	5.52	160	5	3.12	/	/	/	216	4	4	21048
合计	340135	9544	2.81	232010	8934	3.85	105161	581	0.55	2052	18	0.87	4398	106	84	668128

注：1. 牛、羊检出的阳性畜是根据农林部1979年颁布的《动物检疫操作规程》内的平板凝集反应或试管凝集反应法判定的结果，未作补体结合试验。2. 惠州市建制升格后1987—1989年数字。3. 东莞市建制升格后1987—1989年数字。4. 汕头市含潮州市1986—1989年数字。5. 潮州市建制升格后1989年数字。6. 中山市建制升格后1987—1989年数字。7. 佛山市含中山市1986—1989年数字。

表 5 - 1 - 13　1979—1989 年畜间布病疫区县（市、区）变动情况统计

市县别	有无阳性畜 年度	1979—1980	1981	1982	1983	1984	1985	1986	1987	1988	1989
佛山市	南海市	–	–	+	+	–	+	+	+	+	–
	顺德市	+	+	+	+	+	+	+	+	–	–
	三水市	+	+	+	+	+	+	+	+	+	+
	石湾区	–	–	+	+	–	–	–	–	–	–
	高明县	+	+								
茂名市	高州县						+		+		
	化州县	+	+	+	+	+	+	+	+	+	+
	电白县	+	+		+	+				+	
	信宜县	+	+	–			+	+	+	+	+
	茂南区	+	+	+	无检	+	+	+	+	+	+
湛江市	廉江县	+	+	无检	+	–	+	+	–	–	+
	遂溪县	+	+	+	–	–	+	+	+	+	+
	海康县	+	+	+	–	–	+	+	+	+	+
	徐闻县	+	+	+	–		–	+	+	–	–
	湛江市郊	+	+	无检	+						
	吴川县	+	+	无检	+	+					
梅州市	平远县	–	–	+							
	蕉岭县	–	–	+	–	–	+	+		–	–
	大埔县	–	–	–	–	–	–	+	+		–
	丰顺县	–	–	–	–	–	–	+			
	梅县	+	+	+	–	–	–	–	–	–	–
	兴宁县	–	–	+	+	+	–	–	–	–	–

（续表）

市县别	有无阳性畜 / 度	1979—1980	1981	1982	1983	1984	1985	1986	1987	1988	1989
广州市	花都市	−	−	+	−	−	−	−	−	−	−
	番禺市	−	−	−	−	−	−	−	+	+	+
	从化县	+	+	+	+	+	+	−	−	−	−
	增城县	+	+	+	+	+	+	+	+	+	+
	黄埔区	+	+	+	+		+	+	+	+	+
	白云区			−			+	+	−	+	+
	天河区	+	+	+	−	−	+	+	+	+	+
	芳村区				+	+	−	−	−	−	+
江门市	开平县	+	+	+	+	+	+	+	+	+	+
	恩平县	+	+	+	+	+	+	+	+	+	+
	新会县	+	+	+	+	+	+	+	+	+	+
	台山县	+	+	+	+	+	+	+	+	+	+
	鹤山县	+	+	+	+	+	+	+	+	+	−
	江门郊区	−	−	−	−	+	−	−	−	−	−
珠海市	斗门县	−	−	+	−	−	+	+	+	−	−
	香洲区	+	+	+	+	+	+	+	+	−	−
阳江市	阳西县	+	+	+	+	+	+	+	+	+	+
	阳春县	+	+	+	+	+	+	+	+	+	+
	阳东县	+	+	+	+	+	+	+	+	+	+
	江城区	+	+	+	+	+	+	+	+	+	+

（续表）

市县别	有无阳性畜 度	1979—1980	1981	1982	1983	1984	1985	1986	1987	1988	1989
汕头市	潮阳县	−	−	−	−	−	−	+	+	+	+
	惠来县	−	−	+	−	+	+	+	+	+	+
	普宁县	+	+	−	−	−	−	−	−	−	−
	揭西县	−	−	−	−	−	−	+	−	+	−
	澄海县	+	+	+	+	+	+	+	+	+	+
	饶平县	+	+	+	+	+		+	+	+	+
	南澳县	−	−	−	+	+	+	+	+	+	+
	揭阳县	+	+	+	+	+	+	+	+	+	+
	金园区	+	+	+	+	+	+	+	+	+	+
	达濠区	+	+	+	+	+	+	+	+	+	+
汕尾市	陆丰县	+	+	+	无检	+	−	+	−	−	−
潮州市	原潮安县	+	+	+	+	+	+	+	+	+	+
深圳市	宝安县	+	+	+	+	+	+	+	+	−	
	南山区							+	+		
	罗湖区							−	+		
	福田区							−	+	−	
河源市	龙川县	−	−	+	无检	+	+	−	−	−	−
惠州市	惠城区	−	−	−	+	+	−	+	−	−	−
	惠阳县	+	+	+	−	−	−	+	−	−	−
	博罗县	−	−	−	−	−	−	−	−	−	+
	龙门县	+	+	−	−	−	−	+	−	−	−
	惠东县	−	−	+	−	−	−	+	−	−	−

（续表）

市县别	度 有无阳性畜	1979—1980	1981	1982	1983	1984	1985	1986	1987	1988	1989
肇庆市	肇庆郊区	+	+	+	+	+	+	-	-	-	-
	高要县	+	+	+	+	+	+	+	-	+	+
	四会县	-	-	-	-	-	-	+	-	-	-
	封开县	+	+	-	-	-	-	-	-	-	-
	广宁县	+	-	-	-	-	+	-	-	-	-
	怀集县	+	+	+	-	-	-	-	-	-	-
	德庆县	+	+	+	+	+	+	+	+	+	-
	郁南县	+	+	-	-	-	-	-	-	-	-
	云浮县	+	+	+	-	-	+	+	+	-	-
	新兴县	+	+	+	+	+	+	+	+	+	+
东莞市	原东莞县	-	+	+	-	-	+	+	+	+	+
中山市	原中山县	+	+	+	+	-	+	+	+	-	-
清远市	连县	+	+	+	-	-	-	-	-	-	-
	连南县	-	-	-	-	+	+	-	-	-	-
	连山县	+	-	-	-	-	-	-	-	-	-
	阳山县	+	-	-	-	-	-	-	-	-	-
	佛冈县	+	-	-	+	-	-	-	-	-	-
	清新县	-	-	-	-	-	+	-	-	-	-
	清城区							+	-	-	-
	英德县	+	+	+	+	+	+	-	+	-	-

注：1. "＋" 代表有阳性畜，"－" 代表无阳性畜。2. 连续 2 年无阳性畜为初步控制，连续 5 年无阳性畜为稳定控制。3. 番禺市的阳性为珠江农场。

表 5 - 1 - 14 畜间布病病原分离统计（略或参照第四章四节）。

四、重大科研成果（地级市以上的成果）

（一）国家级先进个人

中华人民共和国农业部颁发的全国布鲁氏菌病防制工作先进个人：梁杏娴、张泽记。

（二）省级"七五"期间防制家畜布病先进单位和先进分子名单

1. 广东省畜牧局颁发的先进单位（5个）和先进个人（31名）：

先进单位：梅州市畜牧局、中山市畜牧局、开平县畜牧局、阳东县畜牧局、紫金县畜牧局。

先进个人：符中清（南海县畜牧局）、唐冠琦（三水县畜牧局）、伍东佑（清远郊区畜牧水产局）、李国文（紫金县畜牧局）、梁焕棠（开平县畜牧局）、陈标（新会县畜牧局）、莫道来（阳江市兽医防检站）、吴垂平（汕头市兽医防检站）、陈惠书（揭西县畜牧局）、梁暖光（东莞市畜牧局）、蔡灿贻（湛江市畜牧局）、郑森发（梅州市畜牧局）、方正刚（广州市兽医防检站）、吴朝晖（增城县畜牧局）、潘达贤（新兴县畜牧局）、梁杰桦（南雄县畜牧局）、张伯第（潮州市兽医防检站）、陈立沛（徐闻县畜牧局）、陈怀汉（梅州市兽医防治所）、黄锦江（广州市兽医防检站）、李欧才（茂名市兽医防检站）、敬铁成（怀集县畜牧局）、邝洁英（女、韶关市畜牧局）、王惠玲（女、连县畜牧局）、莫国碧（女、中山市畜牧局）、林月芳（女、惠州市畜牧局）、李淑卿（女、肇庆市兽医防检站）、黄玉基（女、珠海市兽医防检站）、庄雪丽（女、陆丰县畜牧局）、周秀贤（女、普宁县畜牧局）、吴慕贞（女、深圳市光明华侨畜牧场）。

2. 广东省畜牧局颁发给梅州市畜禽防治所，1991，布鲁氏菌病的综合防治三等奖。

3. 广东省畜牧局颁发给开平县，全省"七五"期间畜间布病防制先进单位。

（三）单位获地市级奖情况

1. 广州市人民政府颁发给广州市畜牧兽医总站（1）、广州市增城市畜牧局（2），1996，广州市猪布氏杆菌病净化达标三等奖。

2. 湛江市人民政府颁发给湛江市兽医防疫检疫站（1）、湛江市兽医诊断室（2），1996，家畜布氏菌病的防制二等奖。

3. 梅州市科学技术委员会颁发给梅州市畜牧局畜牧兽医科、梅州市畜禽防治所，1991，畜间布鲁氏菌病的综合防制二等奖，主要研究人员：郑森发、陈怀汉、张凤胜、钟振训、罗银英。

4. 江门市人民政府颁发给新会市畜牧局，1998，新会市畜间布防的防制，江门市农业技术推广三等奖。

（四）个人获地市级奖情况

1. 梅州市科学技术委员会颁发给陈怀汉（1）、郑森发（2）、张凤胜（3）、钟振训（4），1991，布鲁氏菌病的综合防制技术应用三等奖。

2. 惠州市畜牧局颁发给林铁良、邱佛显，"七五"期间防制家畜布病工作先进个人。

3. 茂名市人民政府颁发给李欧才、李欧等，1994，家畜布氏菌病防治一等奖。

4. 湛江市人民政府颁发给周娟等，1996，家畜布鲁氏菌病的防制二等奖。

（五）个人获县级（市）奖情况

1. 连县人民政府颁发给王惠玲，1992，采取综合防制措施控制畜间布病，县科技进步三等奖。

2. 陆丰县人民政府颁发给丘月钦，1992，控制牲畜布鲁氏菌病，县科技进步奖。

3. 其他（包括有关照片、媒体报道等）。

（卢洪芬）

五、与布病相关论文摘登

1955—1981 年家畜布病血清学调查

（1）农、畜牧场感染布氏菌情况：1955 年以来检查家畜血清学资料整理如表4。

表4　家畜感染布氏菌情况

单　　位	调查日期	动物种类	检查头数	阳性头数	阳性率（％）	备注
广州畜牧场	1955. 10	猪	122	66	54. 00	
	1957. 10	猪	155	17	10. 00	
英德县	1956. 3—5	猪	296	86	29. 00	
黄坡畜牧场	1956. 10	猪	356	65	18. 10	
惠阳马鞍围种畜场	1956	猪	177	39	22. 03	
惠阳新建社	1956	猪	47	5	10. 63	
梁化劳改场	1956	猪	46	26	56. 52	
惠阳文头岭村	1956	猪	10	3	30. 00	
中山县西街社	1956	猪	64	16	25. 00	
中山张家边胜利社	1956	猪	14	9	64. 28	
惠阳示范场	1957. 4	猪	21	8	38. 09	
惠阳厦廊社	1957	猪	15	4	26. 66	
惠阳大光社	1957. 5	猪	84	32	38. 09	

（续表）

单　位	调查日期	动物种类	检查头数	阳性头数	阳性率（％）	备注
广州燕塘农场	1962	猪	107	8	7.47	
	1962	牛	137	69	49.64	
汕头市公园猪场	1971	猪	84	42	50.00	
	1972	猪	154	72	47.00	
海南军区澄迈生产基地	1974	猪	832	231	37.80	鸡阳性率61.0%（83/136）、鹅阳性率78.5%（11/14）
	1974	马	81	41	50.60	
	1974	牛	2	2		
	1974	狗	2	2		
高鹤横江良种场	1977	猪	50	22	44.00	
肇庆地区畜牧场	1978	猪	32	25	78.00	
广州市农科所	1978	猪	42	31	74.00	
海南兴隆华侨农场	1979	猪	43	10	32.00	1969阳性62%
海南南林农场	1979	猪	44	10	22.00	1969阳性6%
广州新洲燕塘农（畜）场	1980	猪	281	3	1.10	

（2）全省普查家畜感染布氏菌情况：广东省农业厅畜牧处先后于1978年、1980年和1982年召开三次防治家畜布病会议，布置检查全省开展普查情况。据会议汇总1979—1980年10月全省71个县（市）普查布病工作，用平板和试管凝集反应检查猪、牛、羊18586头；1980年11月—1981年有88个县（市）普查16582头猪、牛、羊。检查结果见表5。

表 5 广东省普查家畜感染布病情况

普查时间	检查县市数	阳性县市数	总头数检查家畜	猪 头数	猪 阳性头数	猪 阳性率	牛 头数	牛 阳性头数	牛 阳性率	羊 头数	羊 阳性头数	羊 阳性率	备注
1979—1980.10	71	35	18586	10697	935	8.74	7713	124	1.61	3	1		
1980.11—1981	88	64	16582	10136	488	4.80	6171	94	1.50	223	16	7.00	

※牛以奶牛为主（95%）

表 6 家畜中分离布鲁氏菌结果

调查单位	被调查单位	调查时间	畜种	检材	份数	阳性份数	菌型 牛	菌型 羊	菌型 猪	菌型 未定
广东省流研所	广州燕塘农场	1962	猪	肝脾	1	1		1		
			牛	胎儿	1	1		1		
		1965	奶牛	脾	1	1		1		
广州市禽畜防疫站	广州畜牧场	1965	羊	胎儿	1	1		1		
广东省流研所	广州新洲畜牧场	1965	猪							
海南军区防疫队	海南军区澄迈生产基地	1974								
农业部中鉴所	海南兴隆农场	1978								
农业部中鉴所	高鹤横江良种场	1978								
	广州农科所									
合计										

（3）家畜病原学调查：全省自 1962 年开始在家畜中分离出布氏菌，至今已陆续分离出 20 株，其中羊型 9 株，猪型 8 株，未定型 3 株（见表 6）。

7. 防治措施

主要是控制和消灭家畜布病，以达到预防人群感染，保障人、畜安全。因此，十几年来卫生与畜牧部门协作，在农、畜场进行家畜布病的调查研究，发现病畜，及时隔离，淘汰处理，同时还进行布氏菌污染物及环境的消毒、家畜预防接种等措施。对密切接触的人群除做好个人防护外，还以菌苗免疫提高机体抵抗力。广州畜牧场 1955 年 10 月首次发现猪流产，经血清学证实为布病，连续流产至 1956 年，计查 122 头，66 头阳性（54.00%），及时将阳性猪隔离、宰杀，猪栏消毒处理。惠阳马鞍种畜场 1956 年发生布病猪，全部阳性猪宰杀，猪栏及其污染物彻底消毒。广州畜牧场六十年代发现羊、猪布病后，将羊、猪全部处理，不再饲养以保护奶牛群，十几年来该场每年对奶牛做试管凝集试验，阳性率在 1‰左右，基本上控制了布病。

省农业厅对防治布病比较重视，1978 年召开防治家畜布病会议，并开展对本病普查，发现阳性病畜均做有计划的隔离、淘汰处理。据不完全统计，仅 1981 年全省处理阳性公母猪 194 头、牛 7 头、羊 16 头，已隔离限制猪 74 头、牛 11 头。农业部兽医药品监察所等单位，在我省高鹤横江良种场和广州农科所两猪场开展猪免疫预防布病试点工作。这两猪场，1978 年以前，母猪连续几年发生流产，仅 1977 年 6 月—1978 年 6 月横江良种场，母猪 78 头，产仔 118 胎中有 13 胎流产（11%），广州农科所 72 头母猪，产仔 108 胎中流产 11 胎（10%）。经血清学和病原学检查确认为猪布病暴发流行的猪场，于 1978 年 6 月开始Ⅱ号菌苗免疫猪，1979 年再服苗一次，收到满意效果，经 1979 年、1980 年再检查，布病流产、布氏菌分离均转阴，试管凝集反应（或补体结合试验）阳性率亦明显下降或阴转。实践证明在布病暴发流行的猪场，用Ⅱ号苗免疫猪，再配合淘汰阳性猪，不但控制本病流行，而且有可能净化猪场。免疫工作取得经验后，全省 41 个疫区县（市）

开展猪、牛口服菌苗免疫工作，免疫猪 31436 头，牛 1790 头。通过近几年来的普查检疫，淘汰和菌苗免疫，初步取得一些成果。如 1979 年查猪 10687 头，阳性 935 头，阳性率 8.74%。1981 年查猪 10135 头，阳性 488 头，阳性率下降为 4.8%。开展防治工作较好的湛江地区 1979 年查猪 1880 头，阳性占 18.35%，查牛 244 头，阳性占 4.13%，1981 年查猪 2230 头，牛 524 头，阳性率分别下降为 5.2% 和 1.15%。

8. 讨论

一、传染源问题：在羊、牛、猪中，羊是人布病的主要传染源。目前广东牧羊数量少，只有农民经营小数量的山羊群，因此，羊作为广东的布病传染源意义不大。牧牛业较羊发达，以海南岛成群牧牛（黄牛）最多，农、畜牧场主要为奶牛，农村以分散耕牛（水牛）为主，兼营少数奶牛和黄牛。猪饲养量大，亦普遍，数量远较前二畜多，而且与人接触密切，在广东可能是布病的主要传染源。

广东的国营农、畜场大多数为解放初期建立，极少数为接管私人畜场。建场后牛、羊、猪良种，陆续从国外（巴基斯坦、印度、澳大利亚、荷兰等国）、国内（广西、河北、甘肃、哈尔滨等省区市）引进。1955 年 10 月首先在广州畜牧场发现猪流产，经血清学证实为布病。后来经调查这批猪布病可能与广西引进种猪有关，1955 年由广西良丰畜种场引进猪一批，以前该场没有布病发生。据广西农学院 1963 年"广西布鲁氏菌病调查研究资料"记载：于 1954 年已从广西良丰畜种场分离出 11 株布氏菌。在广州畜牧场首次发现布病后，次年在其他场和少数农村也发现了此病（表4），各场之间的传播关系无资料记载。首例患者林某可能是在运载家畜的船上感染，因此考虑家畜布病可能由广西传入之外，与国内外其他地区并非无关。

随着对布病的逐渐认识和生产发展的需要，在较大的农、畜牧场发现羊、猪、牛有羊型和猪型布病存在，为了保证奶牛的发展，将阳性猪全部淘汰，甚至放弃牧羊，对奶牛进行隔离选种、淘汰，建立健康牛群。这些措施的实施对防止布病继续蔓延起了积极作用，尤其是控制消灭羊型布病更为重要。目前从全省来看，猪作为传染源意义比较大：（1）猪感染布病严重，从1955—1978年成群一直很高（表4），而且自1964、1974、1978年均分离出布氏菌（表6）；（2）猪的数量大，繁殖快，饲养普遍与人的关系密切，易引起感染。

二、布氏菌型分布：全省在1962年首次分离出布氏菌株后，至今已有21株，从家畜分离20株，人1株，分属于羊、猪型，尚未发现牛型。在六十年代分离13株，羊型9株，猪型4株。七十年代8株，猪型5株，未定型3株。羊型菌自1965年以后未再分离出，是否因羊、病牛经淘汰、隔离选种，病牛自愈，此型菌已在我省不存在，有待调查研究。从菌型分布变化也说明猪在我省作为传染源的意义。

三、布病流行特点：我省从1955—1981年共发生布病病例31例。其中15例属漏报（占48.4%），多数病例集中在广州地区（15例）、汕头市（9例），这可能与广州、汕头对此病诊断水平高有关。由此推论，全省尚有漏报和误诊病例存在。由于广东此病少，医务人员缺乏临床经验，布病临床表现复杂，首例缺少特异性诊断方法难以确诊。

在31例中，有7例集中在汕头市中山公园，猪同时感染发病，为暴绞流行；其余病例多数为单例（仅有二单位双例）。如广州畜牧场当时猪为54.0%，人为161%，1人发病，莱德黄坡畜牧场猪为18.1%，人为30.7%，发病1人，海南军区澄迈生产基地家畜感染率较高，猪为37.0%，马为50.6%，人感染率为8.1%，无一人发病。这种感染率高、发病率低、病例高度分散的特点是猪型布病疫区的特征，病人中亦曾分离出猪型菌株，鉴于此，考虑广东可能属于猪型布病疫区。

根据布病在我省流行特点及流行菌型分布，考虑广东属于猪型布病为主，建议一是通过检疫，阳性的家畜隔离、沟汰，配合免疫家畜，可取得较好的预防效果。二是各级卫生防疫站与畜牧部门密切协作，做好家畜布病的防治工作。加强人布病的疫情监测，对有家畜暴发布病的单位或地区，进行人布病的防制和流行病学调查，发现疫情及时处置。

六、其他有关论文列表

1. 安志儒，等．广东省布鲁氏菌病流行状况．广东卫生防疫资料，1984，35：111.

2. 曾汉武．广东省人间布鲁氏菌病初步调查．广东卫生防疫，1986，41：51.

3. 何剑峰，罗会明，杜志明，等．广东省控制布鲁氏菌病的策略与效果研究．地方病通报，2000，15（1）：41-42.

4. 何剑峰，杜志明，张万里，等．广东省1990—1995年人间布鲁氏菌病学调查分析［J］．中国地方病防治杂志，1998，13（2）：103-104.

5. 陈经雕，邓小玲，柯碧霞，等．广东省布鲁氏菌病病原学特征分析．疾病监测，2008，23（5）：277-279.

6. 邓小玲，陈经雕，柯碧霞，等．广东省布鲁氏菌分离株的分子特征分析．中国人兽共患病学报，2008，24（9）：851-854.

7. 朱连开，梁文佳，陈经雕．广东省2004—2010年布鲁氏菌病流行特征分析．华南预防医学，2012，38（4）：45-46.

8. 陈耿娜，彭志强，邓爱萍，等．广东省医疗机构布鲁氏菌病诊疗与检测能力现况调查．华南预防医学，2018，44（4）：358-361.

七、与布鲁氏菌病防治有关的照片

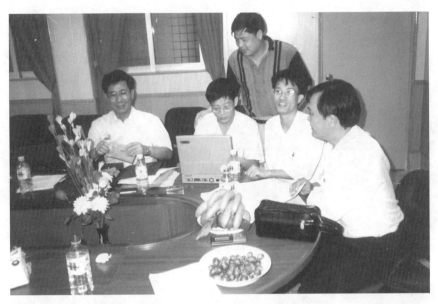

1998年10月16日，罗会明、何剑峰参加揭阳市稳定控制人间布病评审会

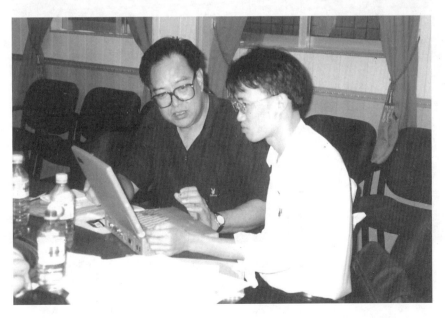

1998年10月16日，何剑峰在揭阳市稳定控制人间布病评审现场查看资料

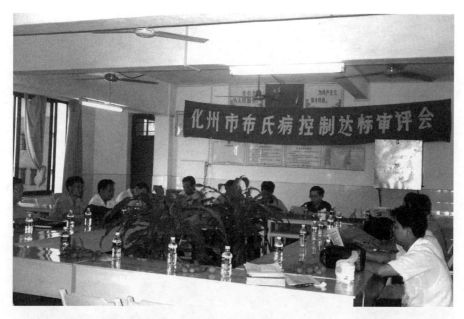

1999 年 6 月 24 日，何剑峰参加茂名化州市稳定控制人间布病评审会

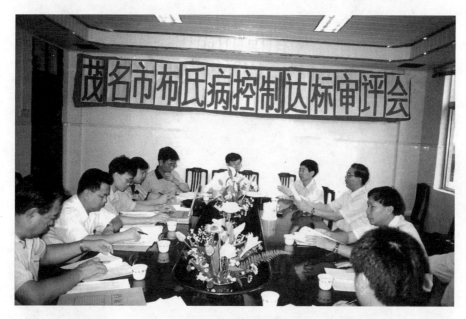

1999 年 6 月 25 日，何剑峰参加茂名市稳定控制人间布病评审会

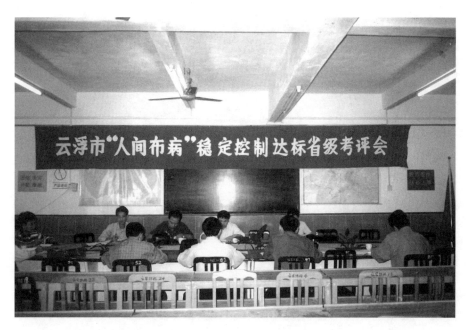

1999 年 10 月 20 日，何剑峰参加云浮市稳定控制人间布病评审会

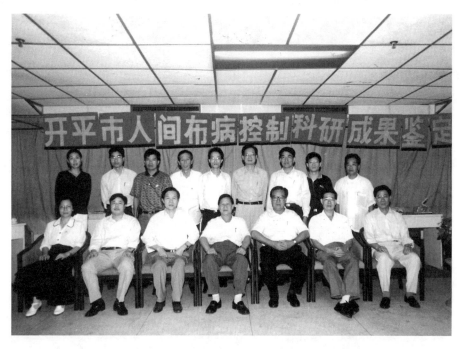

1999 年 10 月 21 日，罗会明、何剑峰参加江门开平市稳定控制人间布病评审会

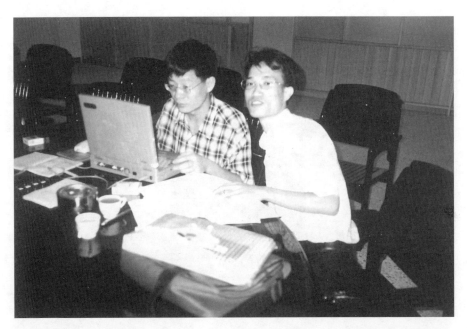

1999 年 10 月 21 日，罗会明、何剑峰参加江门开平市稳定控制人间布病现场评审

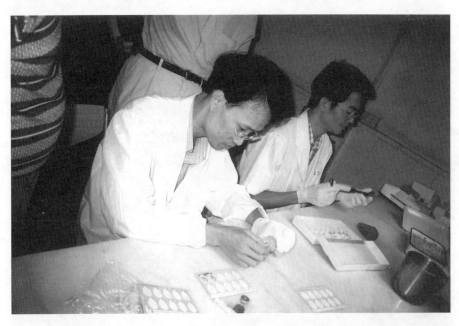

1999 年 10 月 24 日，何剑峰参加江门市稳定控制人间布病现场评审

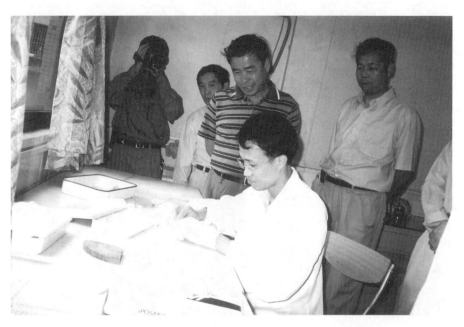

1999 年 10 月 24 日，何剑峰参加江门市稳定控制人间布病现场评审

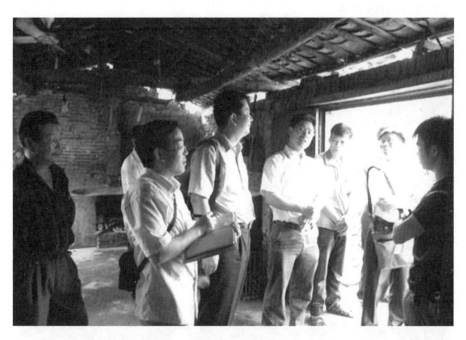

2012 年 8 月 21 日，彭志强、陈经雕、马兵成（GDFETP 学员）在江门开平市饲养羊个体户现场调查布病病人

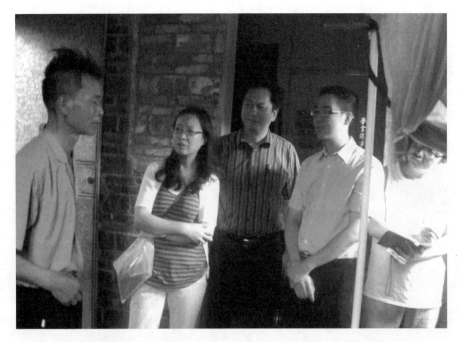

2014 年 5 月 22 日，彭志强、邓爱萍、杨泽峰、边巴次仁（林芝交流干部）在佛山现场调查布病病人

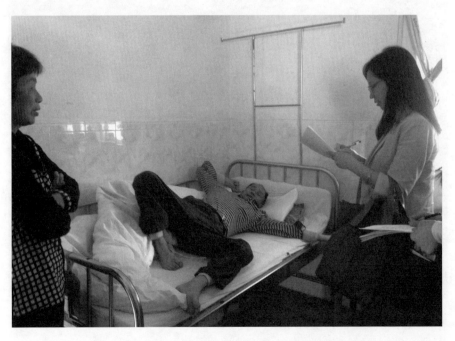

2015 年 4 月 14 日，邓爱萍在河源市紫金县调查布病病人

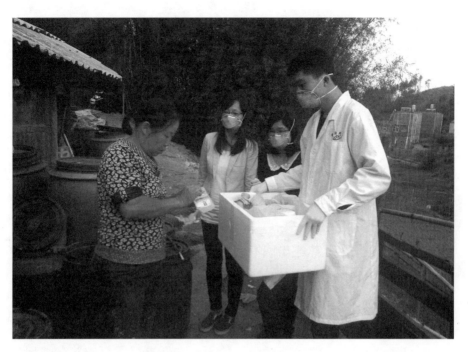

2015 年 4 月 15 日，邓爱萍在河源市紫金县布病聚集性疫情现场收集奶制品样品

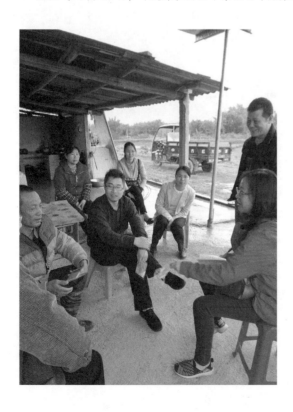

2017 年 3 月 31 日，邓爱萍、陈经雕等在清远某私人羊场调查布病感染源头

后 记

　　本书的编写由于种种原因延续多年后才完成，有些编写人员（广东省动物疫病预防控制中心卢洪芬、梁杏娴、田云，原广东省卫生厅疾控处陈泽池）因退休或出国等原因而失去联系，本书主要保留了20世纪80年代以来广东省动物间和人间布鲁氏菌病防控过程中珍贵的历史资料，有些内容难以重新修改，只好按原来书稿作略微修改后呈现，敬请有关部门和读者谅解。

　　万东华同学对布鲁氏菌病防控的历史文件进行了扫描并在整理过程中做了大量工作，易遥医生仔细对书稿中有关数据进行了再核实，在此一并表示感谢！

编者

2019 年 11 月 18 日